名市大ブックス 3

がん治療のフロンティア

名古屋市立大学 編

「がん」とともに生きる知恵

名古屋市立大学　副学長（社会貢献、ダイバーシティ担当）　明石 恵子

名古屋市立大学（名市大）は、2020年に開学70周年を迎えることを記念して「名市大ブックス」シリーズを発刊いたしました。10月末に発売しました、シリーズ第1巻『人生100年時代、健康長寿への14の提言』と第2巻『コロナ時代をどう生きるか』に続くこの第3巻は、がん治療の最先端で活躍中の医師たちの執筆による『がん治療のフロンティア』です。

かつて「がん」は不治の病といわれ、「がん」の告知は死の宣告と同じように受け取られた時期がありました。「がん」は1980年代から日本人の死因第1位を維持し、死亡者の3割を占めています。人口の高齢化に伴い、当面「がん」にかかる人が増加することも想定されています。

その一方で、「がん」の診断や治療の発展はめざましく、〝「がん」が治る時代〟となってきました。今や日本人は、2人に1人が一生のうち

に何らかの「がん」にかかるといわれており、〝「がん」とともに生きる時代〟となってきています。

とはいえ、「がん」と診断されれば、大きな動揺が生じることでしょう。まさか自分が…という信じたくない気持ち、「がん」の病態に伴う痛みや呼吸困難などのつらい症状への不安、手術への恐怖、抗がん剤や放射線療法の副作用への心配、入院に伴う家庭生活や仕事への影響など、さまざまな思いが錯綜《さくそう》します。そのようなときには、正しい知識や情報を得ることが不安や心配の軽減に役立ちます。ご承知のように「がん」は早期発見・早期治療が重要です。

本書を手に取られた方の中には、「がん」の治療中の方もいらっしゃると思います。あるいは、ご家族が「がん」の治療中かもしれません。まだ「がん」と診断されていないだけかもしれません。2人に1人は「がん」になるこの時代に、本書で「がん」の診断や治療についての最新の知識を学び、「がん」とともに生きる知恵をつけていただければと思います。

「名市大ブックス」シリーズを上梓《じょうし》した理由には、最初に述べた開学記念出版に加えて、社会貢献という意味もあります。

名市大は7学部7研究科と大学病院を有する総合大学であり、全学的な取り組みである市民公開講座、各研究科・大学病院の企画による講演会やセミナー、名古屋市との共催講座など毎年120件以上の講演などを実施してきました。しかし、新型コロナウイルス感染症のために、2020年2月以後はこのような社会貢献活動がこれまでのように実施できなくなっています。そこで、書籍という形で市民の皆様の健康に貢献したいと考え、企画したのが本シリーズでした。

現在はインターネットを介した遠隔での講座をはじめ、中止・延期となっていた対面形式の講演なども、感染防止策に万全を期して再開させつつあります。本学の広報誌やホームページなどで最新の情報をご覧いただき、本書とあわせて講演会にもご参加いただけますと幸いです。

目次
Contents

難治がんにどう立ち向かうか？

医学研究科消化器外科学　教授　松尾 洋一

発がんのメカニズムに炎症が大きく関わっていることは、古くから提唱されてきましたが、最近になってようやく詳細が解明されてきました。名市大病院では、この「がんと炎症」の考えに基づく治療で、悪性度の高い難治がんにも立ち向かっています。

進化するがん治療

がん治療は、ここ数年で大きく進歩しました。今までの手術療法や化学療法、放射線療法といった3本柱に、新たに免疫療法が加わっています。抗がん剤の開発も進み、進行がんに対しては、手術の前後に化学放射線療法を取り入れる「集学的治療」※1が標準化しつつあります。臨床では、今までとは違った角度からがん治療にアプローチする「個別化治療」の〝プレシジョン・メディシン〟※2も導入されています。

その一方で、今もなお、治療に抵抗性を示す「難治がん」があります。ここで

※1　集学的治療
がんの治療には、手術、化学療法（抗がん剤療法）、放射線療法などさまざまな治療がある。最近では、治療効果を高めるために、これらを組み合わせてがんの治療を行うようになっており、2つ以上の方法を組み合わせて治療することを「集学的治療」という。

※2　プレシジョン・メディシン（精密医療）
今までのがんの治療は、「病気」ごとにデザインされた治療が主流だったが、プレシジョン・メディシンでは「患者さん」ごとの遺伝子や環境、ライフスタイルなどに着目して治療をデザインする。たとえば膵がんの患者さんに対しても、遺伝子を検査することによって、ほかのがんで使われている抗がん剤を選択することがある。米国のオバマ元大統領が、プレシジョン・メディシンを最優先の国家プロジェクトと演説したことは、記憶に新しい。

は難治がんの克服を目的に、「がんと炎症」の観点から、発がんメカニズムとそれに基づく新たな治療法をお話しします。

人はなぜ「がん」になるのか

今、若者を中心に、コミック『はたらく細胞』(原作・清水茜)がブームとなっています。そのテレビアニメーション版は、「人間の身体のなかには、約37兆2000億個もの細胞たちが、毎日毎日、24時間365日、元気に働いています」というナレーションで始まります。この『はたらく細胞』は、人の体内にある細胞を擬人化した作品で、さまざまな病気や免疫システムをわかりやすく解説する興味深い作品です。

「人」を構成し、毎日元気に働く細胞は、常に生まれ変っています。細胞には、誕生した瞬間から「死ぬ」ことがプログラムされているのです(制御された細胞の死…「アポトーシス」[※3]と呼ばれます)。

このプログラムは、設計図にあたる「遺伝子」によって制御されています。遺伝子は、細胞が分裂するときに複製されます。しかし、コピーの過程でミスを生じることがあります。これを「突然変異」といいます。

人をはじめとする生物には、通常、このミスを自動的に修復するメカニズムが備わっていて、修復された細胞は再び正常な細胞として働き始めるようになっています。これをくり返し、37兆2000億個もの細胞が元気に働いてくれること

※3 **アポトーシス**
細胞は決められた時期に、自然に消滅することがプログラムされている(細胞の自殺)。このような細胞の制御された死を「アポトーシス」という。おたまじゃくしが成長してカエルになるとき、しっぽが消えてなくなるのも、この制御された死=「アポトーシス」によるもの。

により、私たちは生きているのです。

遺伝子のコピーミスにより、「細胞の死」[※4]を制御するプログラムが働かなくなり、「死なない細胞」が誕生することがあります。実は「死なない細胞」は、からだの中で数多く発生しているのですが、生体は複数の防御機構で対応しています。たとえば免疫を担当する細胞は、「死なない細胞」を敵とみなして攻撃し、これを消滅させます。

しかし、高齢者などではこのシステムが脆弱《ぜいじゃく》なことがあり、「死なない細胞」が完全に消滅せず、生き残ってしまうことがあります。すると「死なない細胞」は細胞分裂をくり返し、無限に増殖してしまいます。これらは正常の細胞の性質とは大きく異なり、徐々に「固いしこり」を形成するようになります。これが「がん」なのです。

炎症と発がんの深い関係：肝臓がんと胃がん

臓器が炎症にさらされていると、「発がん」しやすいといわれています。私の専門である消化器領域でも、炎症を背景に「肝臓がん（肝細胞がん）」や「胃がん」が発生することがよく知られています。

正常な肝臓から、ある日突然、肝臓がんが発生することは極めてまれです。肝臓がん[※5]は、B型肝炎ウイルスやC型肝炎ウイルスによる「慢性肝炎」や「肝硬変」といった、慢性の炎症を伴った肝臓で発生しやすくなります（肝硬変からの

※4　細胞の死
細胞の死は、「アポトーシス」と「ネクローシス（壊死）」の大きく2つに分けられる。ネクローシスは、細胞に酸素と栄養を与える血液が途絶えたりすることによって生じる（＝細胞の他殺）。

※5　肝臓がんについてくわしくは、P．114の藤原先生の記事参照。

※6　抗ウイルス療法
C型肝炎ウイルスを体の中から排除する治療。以前はインターフェロンという薬を使っていたが、最近ではインターフェロンを使わない「インターフェロンフリー治療」が主流となっている。ウイルスの増殖を抑える「抗ウイルス薬」を用いて、C型肝炎ウイルスの排除を目指す。飲み薬のみの治療で、3～6カ月間、毎日服薬する。

肝細胞がんの発がん率は、年率5～10％）。

実際、肝臓がんは欧米に比べて東アジアとアフリカに多く、ウイルス性肝炎（B型とC型）の流行地と一致しています。そのため、肝炎ウイルスの感染が判明した患者さんには、病態に応じて「抗ウイルス療法」[※6]という、ウイルスを排除する治療が選択されます。ウイルス肝炎の原因を除去することで、炎症をコントロールし、発がん率を低下させるのです。

胃では、ピロリ菌に感染した慢性胃炎（萎縮性胃炎）を背景に、胃がん[※7]が発生することが有名です。胃の中は酸性が強く、細菌が常在することはあり得ないと思われていましたが、オーストラリアの微生物学者のバリー・マーシャルによって、常在できるピロリ菌が発見されました。胃炎を誘発するピロリ菌の発見は、後の医療に大きく貢献し、彼はこの発見で２００５年にノーベル生理学・医学賞を受賞しています。

ピロリ菌の感染歴がある人は、そうでない人に比べて10倍胃がんになりやすく、胃がん患者の約99％にピロリ菌の感染がみられます。そのため、検査でピロリ菌の感染が判明すると、胃炎の治療とともにピロリ菌の除菌が行われます。保険適応にもなっていますので、除菌により胃がんの発生率は年々低下傾向にあります。

このように、がんは炎症を背景としてよく発生します。では、どのように発がん（遺伝子のコピーミス）につながるのでしょうか。消化器がんの中でも悪性度の極めて高い膵臓《すいぞう》がん（以下膵がん[※8]）を例に考えてみましょう。

※7 胃がんとピロリ菌についてくわしくは、P.26の城先生の記事参照。

図表1　炎症を背景にがんが発生する

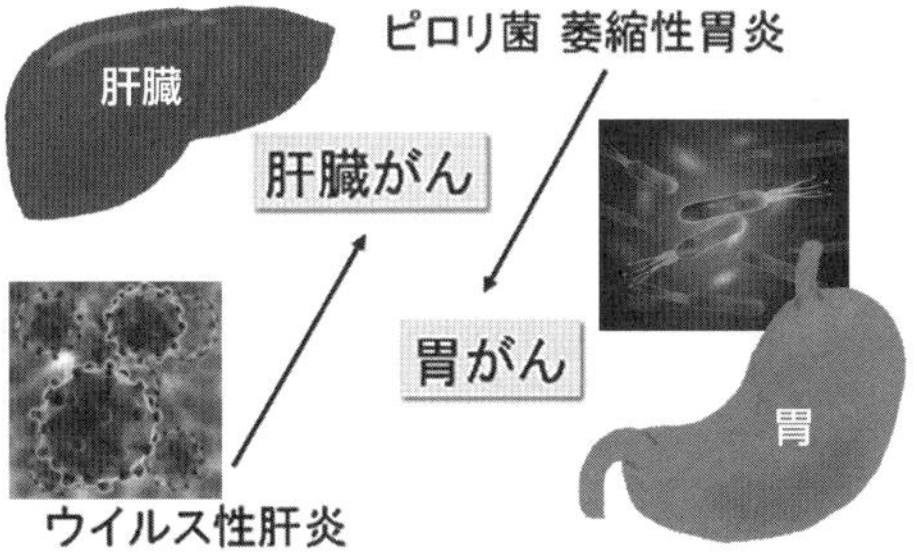

※8 膵がんについてくわしくは、P.80の林先生の記事参照。

がんの王様：膵がん

膵がんは、消化器がんの中でも、悪性度が極めて高いがんです。

厚生労働省の人口動態統計によると、2007年の膵がんの罹患数は2万9025人であったのに対し、同じ時期（2011年）の膵がんの死亡数は2万8829人でした。膵がんになった人数と膵がんで亡くなる人数がほぼ同数で、死亡率がいかに高いかがわかります。しかも膵がんは年々増加傾向にあり、最近では年間4万人の罹患数が報告されています。

膵がんは早期発見が困難で、治療しづらく、治療しても再発率が極めて高いため、死亡率が高くなります。なぜ膵がんは早期発見が難しいのでしょうか。

胃がんや大腸がんは、食べ物の通り道にできる腫瘍です。つかえ感や痛み、出血といった症状が出やすく、便に血液が混ざることからも早期発見が可能です。それに比べて、胃の裏にある膵臓は症状が出にくく、痛みなどの症状があるときには、すでに進行してしまっていることが多いのです。胃カメラで膵臓を直接観察することはできず、通常のCT（造影剤を使わない単純CT）検査でも診断が困難なことがあります。

手術治療のみが、膵がんを完治できる可能性のある治療方法です。しかし、膵がんと診断された段階で、根治手術が可能な患者さんは20％程度といわれています。

近年、手術の前後に抗がん剤や放射線治療を併用する集学的治療が導入され、治

図表2　膵がんの罹患数、死亡数

罹患数		死亡数	
臓器	人数	臓器	人数
胃がん	117,320	肺がん	70,293
大腸がん	109,140	胃がん	49,830
肺がん	93,402	大腸がん	45,744
乳がん	56,289	肝臓がん	31,875
肝臓がん	45,367	膵臓がん	28,829
膵臓がん	29,025	胆嚢・胆管がん	18,186
胆嚢・胆管がん	20,734	乳がん	12,838
食道がん	19,994	食道がん	11,970
子宮がん	18,974	子宮がん	6,075

（厚生労働省大臣統計情報部「人口動態統計」より）

療成績は向上してきました。しかし、手術で目に見えるすべての膵がんを取り除くことができたとしても、その人が5年後に生存している可能性は20～40％程度に留まります。この悪性度の高さが、膵がんが「がんの王様」といわれるゆえんです。

いかに早期に発見できるかで、膵がんの予後は決まります。膵がんになりやすい人がわかれば、その人たちを対象にくわしい検査を行い、早い段階で診断し、治療を開始できます。

では、膵がんになりやすい人、いわゆる「膵がんの危険因子」には何があるのでしょうか。下表は、膵がん診療のガイドラインによる危険因子です。たとえば、糖尿病患者の膵がん発生リスクは、約2倍となっています。特に、新たに糖尿病を発症した患者では、発生リスクが約5倍と、非常に高いことがわかります。また、糖尿病が悪化したときに膵がんはよく発見されますので、糖尿病の精査によって膵がんが見つかり、病院を受診される患者さんが増加しています。

それ以上に重要なのが、慢性膵炎です。慢性膵炎は膵がんの危険因子で、通常の10～20倍発がん率が高いといわれています。炎症と発がんの深い関連性は、膵臓でも同様なのです。

図表3　膵がんの危険因子

家族歴:	膵がん、遺伝性膵がん症候群
合併疾患:	慢性膵炎、遺伝性膵炎、肥満、糖尿病、膵管内乳頭粘液性腫瘍、膵嚢胞《のうほう》
嗜好:	喫煙、大量飲酒

（「膵癌診療ガイドライン2019」より改変）

慢性膵炎からがんが生じるメカニズムと治療薬開発への応用

がんと炎症との関わりについては、1863年にウィルヒョー※9が「がんの起源

※9　ルードルフ・ルートヴィヒ・カール・ウィルヒョー
（1821年～1902年）ドイツの医師、病理学者、生物学者。1863年、がんはある刺激により組織が損傷され、次いで起こる炎症の局所から発生する、という説を提唱した。

は慢性炎症部位にある」と提唱したことから始まります。

その後、慢性炎症とみられる病気と発がんとの関係を示す疫学的な報告が次々とされてきましたが、その詳細なメカニズムが明らかとなってきたのはごく最近のことです。

慢性膵炎では、2002年に「ランドスケープセオリー」と呼ばれる発がんメカニズムが示されました。膵臓に炎症が生じると、細胞が損傷を受けるのと同時に「サイトカイン」という細胞間の情報伝達をする物質が生み出されます。それを補おうとして、増殖力の高い膵臓細胞が発生します。正常な細胞と増殖力の高い細胞が混ざり合った環境に炎症が加わると、遺伝子にダメージが生じ、発がんが誘導されるという理論です。炎症に伴って生まれたサイトカインが原因で、遺伝子のコピーミスが発生するというわけです。

名市大病院では、この理論をさらに発展させました。炎症性サイトカインが膵臓の周囲の組織を刺激し、新たな血管をつくるメカニズムを解明したのです。この新たな血管のネットワークは、がんに酸素と栄養を送ります。現在名市大病院では、この血管新生メカニズムを治療に応用することを目指しています。

ランドスケープセオリーで示された増殖力の高い膵がん細胞では、「転写因子NF－κB」が強く発現しています。転写因子とは、特定の遺伝子に作用して、タンパク質の合成を促す伝達物質です。転写因子NF－κBの発現によって多くの

図表4　炎症が発がんを誘導する

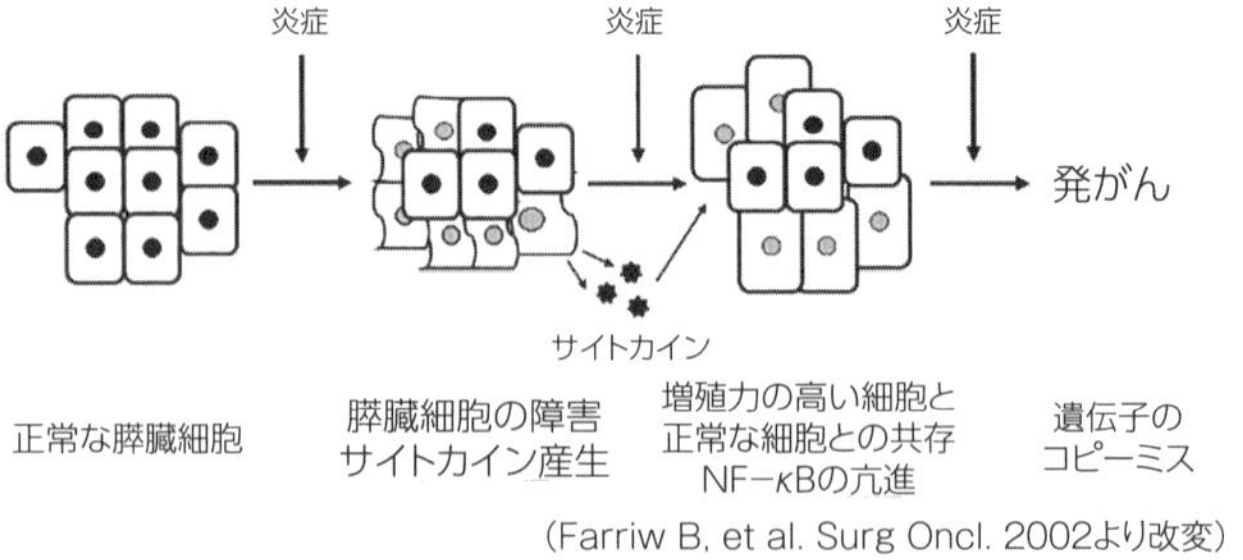

(Farriw B, et al. Surg Oncl. 2002より改変)

サイトカインが生み出され、腫瘍の増殖や、腫瘍血管の構築が進みます。転写因子NF－κBは、がんが成長・進展するために極めて都合のよい物質です。

このNF－κBを標的とした抗がん剤（NF－κB阻害薬）は、これまでも広く研究されてきました。試験管内の研究から動物実験まで、多くのNF－κB阻害薬が試みられ、一部の血液腫瘍では臨床応用にまで至っています。

しかしながら、NF－κB阻害薬は正常の細胞にも作用し、強い副作用を起こすことも事実です。膵がんでNF－κB阻害薬を用いる場合は、長期間の投与が必要なため、副作用の観点から臨床での応用には至っていません。

名市大病院は、古くから用いられている生薬などの天然化合物に強い抗炎症作用があることに着目し、天然化合物のNF－κB阻害作用の解析を行ってきました。その結果、低濃度で副作用が少なく、強いNF－κB阻害作用を有する天然化合物を特定し、動物実験で成果をあげています。今後は既存の抗がん剤との併用による相乗効果を確認し、臨床での応用を目指していく予定です。

慢性膵炎の外科手術ががんを予防する

２０１３年、厚生労働省の研究班は、「慢性膵炎に対する外科治療は、膵がんの発症リスクを軽減する」と発表しました。

図表5　抗炎症作用に着目した抗がん剤の開発

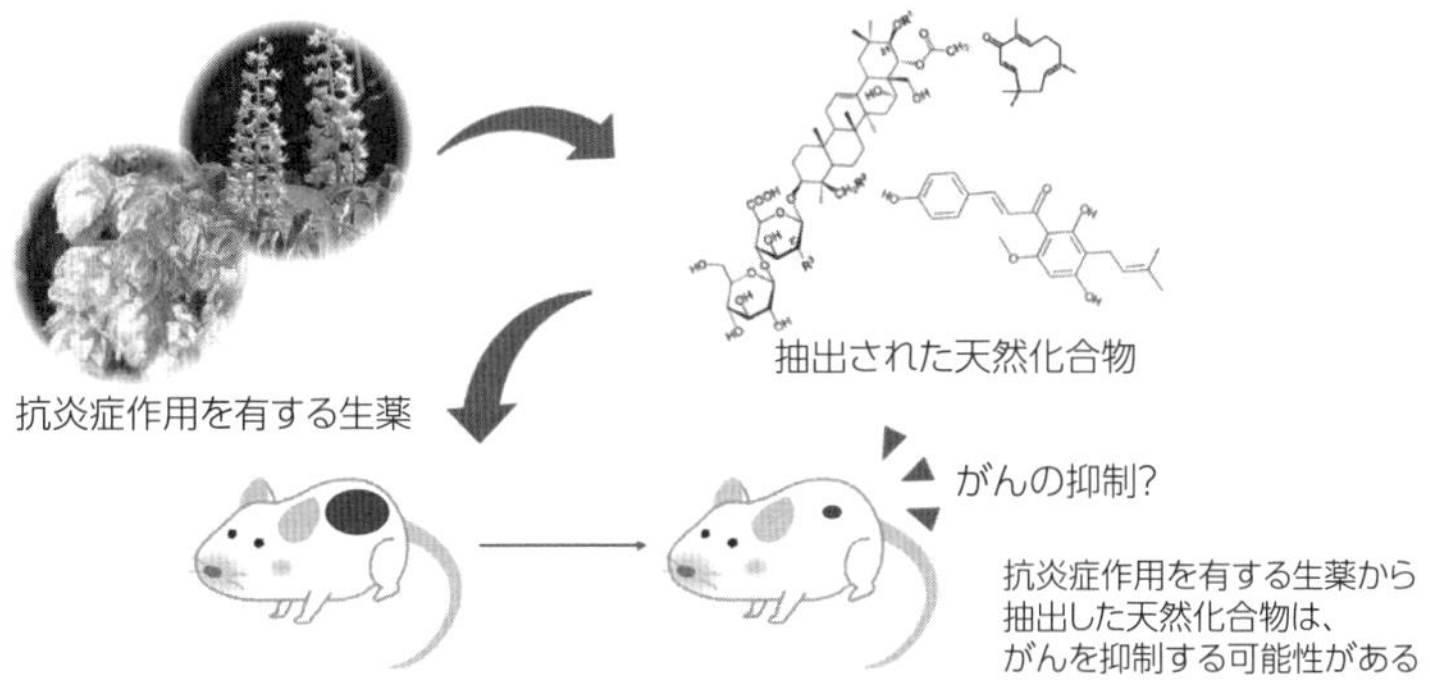
抽出された天然化合物
抗炎症作用を有する生薬
がんの抑制?
抗炎症作用を有する生薬から
抽出した天然化合物は、
がんを抑制する可能性がある

膵臓には大きく2つの働きがあります。1つは糖質や脂質、タンパク質といった食べ物すべてを溶かす、最強の消化酵素（膵液）をつくることです。もう1つは、インスリンなどのホルモンの産生と、血中への分泌です。

慢性膵炎では、炎症をくり返すうちに膵臓の働きが衰えていきます。具体的には消化不良をきたしたり、糖尿病が発症・悪化するようになります。慢性膵炎は「痛み」も伴います。「死ぬのではないか」と思うほどの、非常に強い痛みです。まずは内科的治療が行われますが、難航しがちです。こうした場合に、外科治療が行われます。

慢性膵炎の痛みの原因は、膵臓内で膵液の流れが悪くなり、流れ路（膵管）の圧が高くなることです。外科治療では、膵管の圧を確実に減圧することが重要で、症例によっては炎症の強い部位を切除します。すると「痛み」は嘘のように改善し、通常の日常生活を送ることができるようになります。

積極的な外科治療は消化吸収不良を改善し、糖尿病の進行を抑えるとの報告もされ始めています。さらに、発がん率が9割近く下がります。外科手術は、患者さんを「痛み」から開放するだけでなく、悪性度の高いがんの発生を予防する、唯一の治療といえます。

しかし、外科治療には問題点があります。まず、慢性膵炎は患者さんひとりひとりによって病態が大きく異なるため、適切な術式を選ぶことが困難です。また、炎症による癒着が強く、手術の操作が難航することが多々あり、難易度が極めて

図表6　慢性膵炎の手術

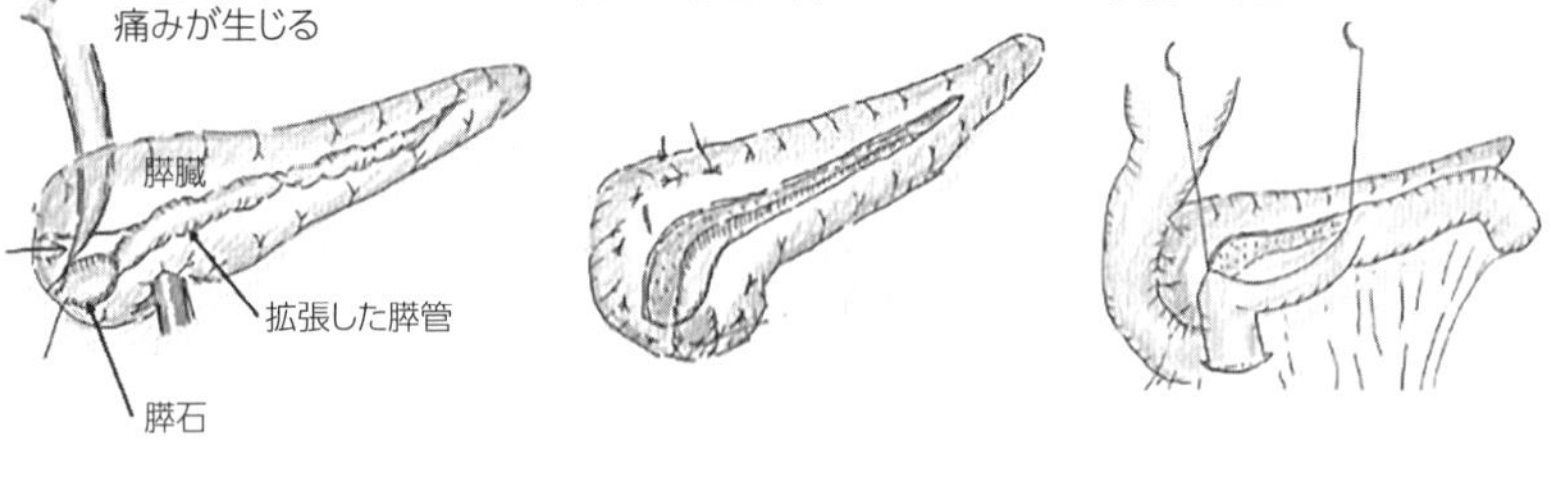
①慢性膵炎の病態
膵管が拡張し、圧によって
②膵管を開放し、
完全に膵管の除圧をする
③解放した膵管に
小腸を吻合する

高いです。残念ながら、現状では適切に対応できる外科医も多くありません。

名市大病院では内科の支援のもと、今までに多くの症例を経験し、膵がんだけでなく複雑な慢性膵炎の外科治療にも対応できる環境が整っています。今後は慢性膵炎に対応できる外科医の輩出にも力を注ぎ、膵がんの予防を進めていく予定です。

炎症を考慮した、新しい膵がん手術

膵がんの手術後に炎症性の合併症を生じてしまうと、患者の予後は悪くなる傾向にあります。正確なメカニズムは解明されていませんが、これまでの「がんと炎症」の概念に通じるものがあると考えられます。

手術によってある程度炎症が生じますが、これを少なく抑えれば、患者さんの予後が変わってくる可能性があります。

消化器領域でも、腹腔鏡手術やロボット支援手術といった低侵襲手術（患者さんへの負担が少ない手術）が広く行われるようになってきました。膵がんでも通常の保険診療として、これらの手術が行われるようになってきています。従来の開腹手術と新たな低侵襲手術には、それぞれ長所と短所があるため、慎重な判断が必要ですが、「がんと炎症」といった概念からは、低侵襲手術が有効な外科治療であると推測されます。

今後のさらなる検討が待たれます。

図表8　「炎症とがん」の概念に基づく、あたらしい膵がん治療の試み

従来の治療		あたらしい治療の試み
手術療法 化学療法 放射線療法	＋	慢性膵炎に対する積極的な外科治療（発がん予防） 膵がんに対する低侵襲手術（腹腔鏡手術・ロボット支援手術） 炎症性サイトカインをターゲットとした新規分子標的薬の開発

図表7　当院における慢性膵炎手術の年次累計数

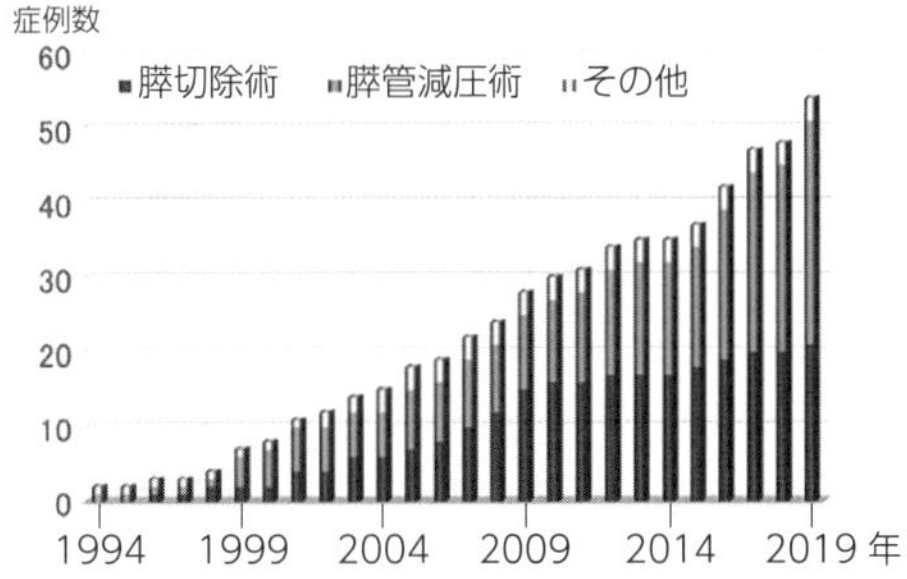

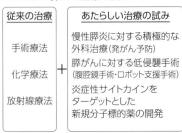

恐《こわ》くない、つらくない肺がんの手術

医学研究科腫瘍・免疫外科学　教授　中西 良一

肺がんの治療は、手術で切除するのが一番です。「手術」というと、誰もが嫌で逃げたくなると思いますが、名市大病院では負担の少ない手術が可能になっています。

肺がんは恐い

日本人の死因で最も多いのは、がん。３〜４人に１人が、がんで亡くなっています（図表1）。

中でも「肺がん」は最も患者数が多く、がん全体の１／５を占め、２０１８年には、約７万４千人が肺がんで死亡しました（図表2）。世界でも同年に、肺がんが発症数・死亡数ともに第１位となり、大きな問題となっています。

肺がんが恐い原因のひとつは、自覚症状が少ないことです。写真１の胸部レン

図表1　日本人の死因

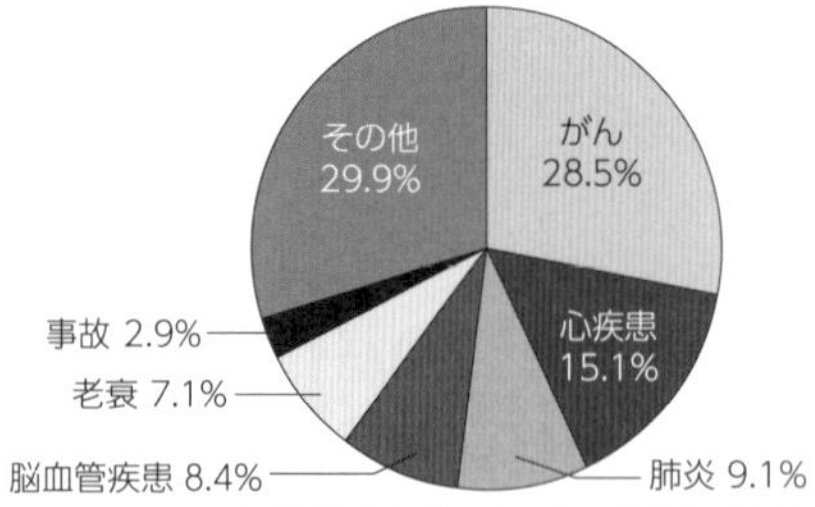
（厚生労働省 2016年人口動態統計より）

トゲン写真の患者さんは症状がなく、たまたまほかの病気のために検査したことから、肺がんが見つかりました。

肺がんの予防として最も効果があるのは禁煙といわれていますが、副流煙を吸わないこともたいへん効果があります。発がん物質の種類によっては、喫煙している人よりもそばにいる人のほうが、3~120倍多く取り込む危険があるからです。事実、夫が自宅で1日4、5本しか吸わなくても、喫煙しない妻の肺がんの発症リスクは2倍以上に高まるといわれています。

肺がんの「進行度」と「組織型」

肺がんの治療方針は、「進行度」と「組織型」に応じて決めていきます。

ステージⅠからⅣまでのがんの進行度は、腫瘍の大きさや、リンパ節や他臓器への転移の状況で判断されます。

小さめのがんはステージⅠ、がんが少し大きくなってリンパ節への転移が始まるのがステージⅡ、さらに大きくなって遠くのリンパ節にも転移が広がるのがステージⅢ。

ステージⅣはさらにがんが広がり、多臓器転移を起こしやすくなった状態だと思われがちですが、実際にはがんの大きさにかかわらず、脳・骨・肝・腎・副腎などほかの臓器に少しでも転移があれば、ステージⅣと分類されます。

写真1　胸部レントゲン写真:肺がん

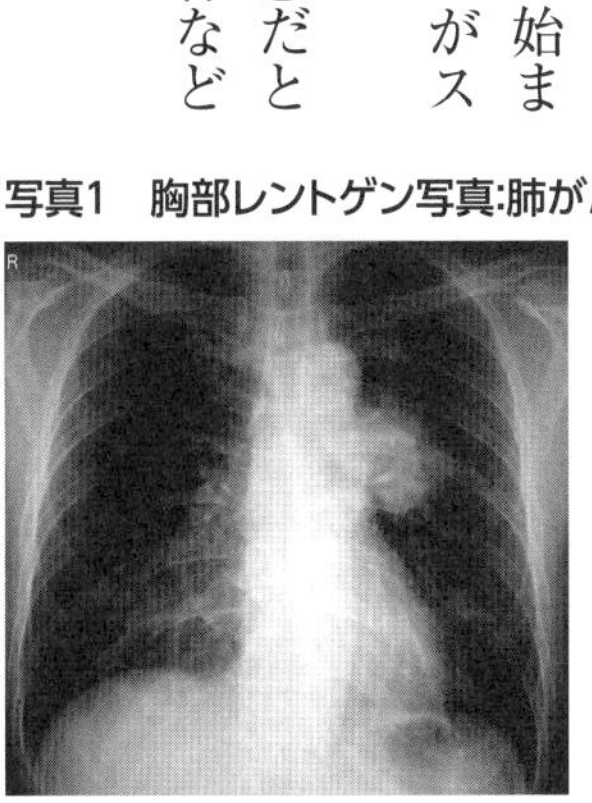

図表2　がんの部位別死亡率

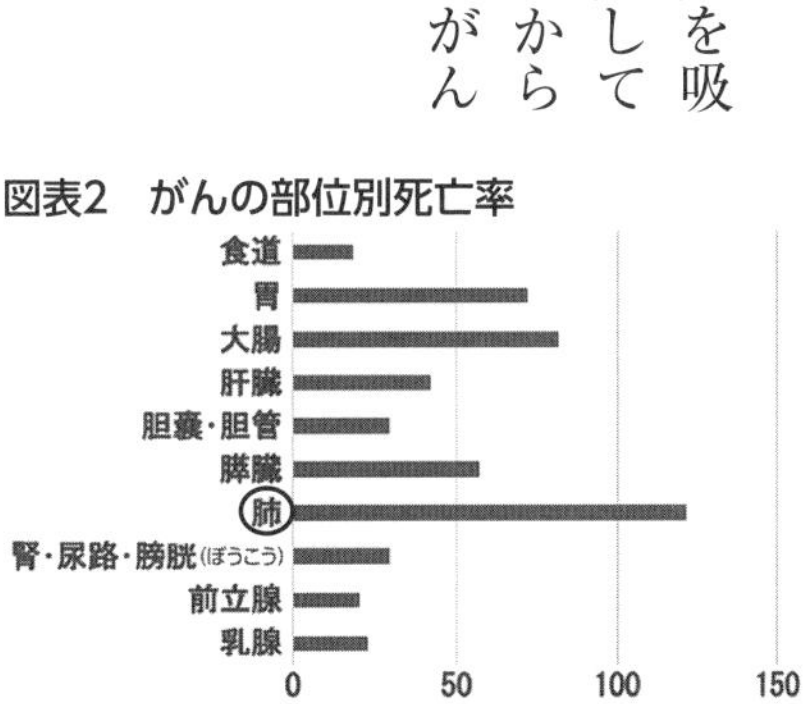

(国立がん研究センターがん対策情報センター「がん登録・統計、部位別死亡率2018年(男女計、全年齢)」より)

「組織型」は、がんの顔つきのこと。肺がんは、比較的顔つきのよいがん「非小細胞肺がん」と、顔つきの悪いがん「小細胞肺がん」に大きく分けられます。

小細胞肺がんは極悪で、発見したときには既にステージⅢ以降に進行していることが多く、手術では取り切れないため、放射線や薬物治療がとられます。一方、非小細胞肺がんは進行がゆっくりで、ステージⅡまでは特に手術による治療が鍵となります。

ステージⅠ・Ⅱの肺がんには手術が有効

がんが広範囲に広がってしまうと、薬物治療でしか効果が望めませんが、小さいうちは、放射線治療か手術が有効です。

ステージⅠの非小細胞肺がんについて、放射線治療と、手術で切除した場合との治療成績を比べた研究があります。ステージⅠは早期で、リンパ節や他臓器への転移がありません。結果、放射線治療では5年後の患者の生存率が37%だったのに対し、手術では69%と、明確な差が出ました（図表3）。

このような研究結果の蓄積のもと、肺がん診療のガイドラインでは、手術可能なステージⅠ・Ⅱの非小細胞肺がん患者には、「標準手術」を行うことが推奨されています。

「標準手術」とは、1960年から全世界で行われている手術で、肺葉のがん

図表3　手術と放射線治療の比較

	効果	Ⅰ期肺がんの5年生存率		保険診療
胸腔鏡手術（肺葉切除）	◎	69%	／	○
根治的放射線治療	○	37%	42%	○
陽子線治療	○	／	40%	×

（Hamaji M, et al. Ann Thorac Surg 2015; 99: 1122-9.
Grutters JP, et al. Radiother Oncol 2010; 95: 32-40より）

が生じた部分を、転移の起こりやすい周囲のリンパ節とともに一掃します。

患者が心臓など他臓器に問題を抱えていたり、残る部分の肺機能が芳しくなかったりで標準手術ができない場合には、がんの病巣をギリギリで切除する縮小手術を行います。この場合は、再発する危険性がゼロではありません。

手術には、その後の治療に役立つ利点もあります。切除したがん片を顕微鏡で詳細に検査すれば、がんの進行状況が術前の画像診断よりも正確にわかり、がんの発生に関わった遺伝子についても、どんな異常があったか詳細に調べられ、再発時の分子標的治療や免疫治療にも役立てられるのです。

手術の傷はより小さく

手術の目標は、病巣を取り去ることに尽きますが、体にできる傷の大きさは手術の方法によって変わります。

肺がんでは、開胸手術と内視鏡手術の2つの術式があります。開胸手術では、胸を20～30㎝切りますが、内視鏡手術では3～4㎝の傷が1つと、1㎝の傷が2つで済みます。

執刀医にとっては、胸を大きく開く開胸手術のほうが、直接手を入れられるぶん、やりやすいのですが、患者には痛みが強く残ります。内視鏡手術は患者の痛みが少なく、術後が楽ですが、特殊な道具を要する手術には、時間が多くかかりがちです。

図表4　手術方法による傷の大きさ

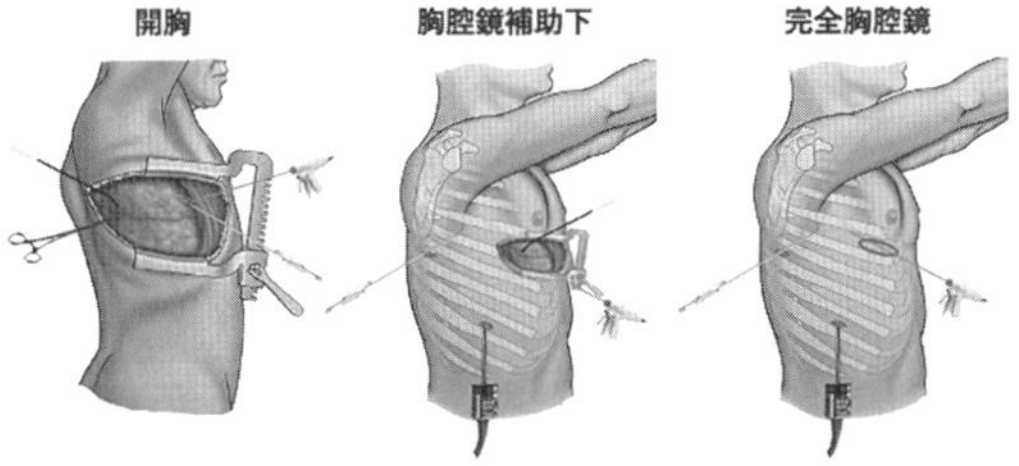

（「PEARSON'S THORACIC & ESOPHAGEAL SURGERY 3rd Edition」Churchill Livingstone (2008)を参考に作図）

そこで多くの患者さんが「内視鏡手術では、十分に肺がんの標準手術ができない。内視鏡は、縮小手術のための方法」と勘違いをされるのですが、そうではありません。

1992年に行われるようになった「胸腔鏡手術」は、肺がんについては当初、縮小手術として行われていましたが、器械の進歩や技術の改良により、今では多くの施設で標準手術として行われるようになりました。この手術は、胸の中で行う内視鏡手術です。

手術の難易度は高く、地域によっては約80%の施設で、傷を少し大きめに開く「胸腔鏡補助下手術」という方法で行われています。

世界に通用する胸腔鏡手術を、日本では「完全胸腔鏡手術」と呼びます。手術方法別に、傷の大きさと切り取られる「胸壁」の筋肉が異なります。

どの手術でも、肋骨の間の筋肉である肋間筋を切り開いて手術を行いますが、開胸手術では、胸壁の大きな筋肉を2〜4つ切り開きます。胸腔鏡補助下手術（8〜15cmの傷と1cmの傷1つ）では、1〜2つの大きな筋肉を切り開くのに対し、完全胸腔鏡手術では、大きな筋肉を切り開きません（図表4）。そのため、退院までの期間に違いが出るだけでなく、社会復帰にも大きな差が出てきます。

図表5　名市大病院の完全胸腔鏡手術と開胸手術の割合

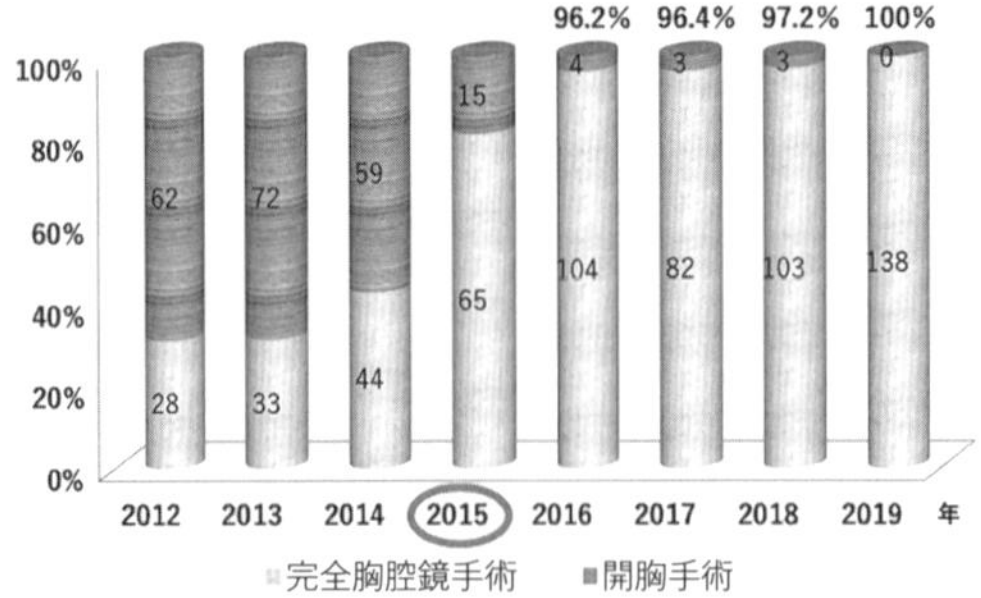

名市大病院の最新手術

名市大病院では、２０１５年から本格的に完全胸腔鏡手術を導入しました。翌年には96・2％、19年にはすべての肺がん患者に、完全胸腔鏡手術を行えるようになりました（図表5）。

進行肺がん患者には、ほかの病院と同様に開胸手術を行っていましたが、16年4月から、日本で初めて「進行肺がんに対する完全胸腔鏡手術」の臨床試験を開始。進行肺がんに対しても、完全胸腔鏡手術をできるようになっています。

19年には、心臓や気管に浸潤したケースも含め、１００％の患者さんに完全胸腔鏡手術を行うことができ、ほとんどが術後6日程度で退院されました。

胸腔鏡補助下手術や完全胸腔鏡手術は、一般的にはステージⅠの肺がんのみが対象ですが、名市大病院では、ステージⅡ・Ⅲでも完全胸腔鏡手術を行っています。

ロボット支援による胸腔鏡手術も開始

さらに18年からは、ロボットの支援による胸腔鏡手術も始めました（図表6）。執刀医は患者から離れた操縦装置の中からロボットを操作します（写真2）。患者の胸に開けた小さな4つの傷からロボットのアームを入れ、標準手術を行います（写真3・4）。

写真2　ロボット手術の執刀医

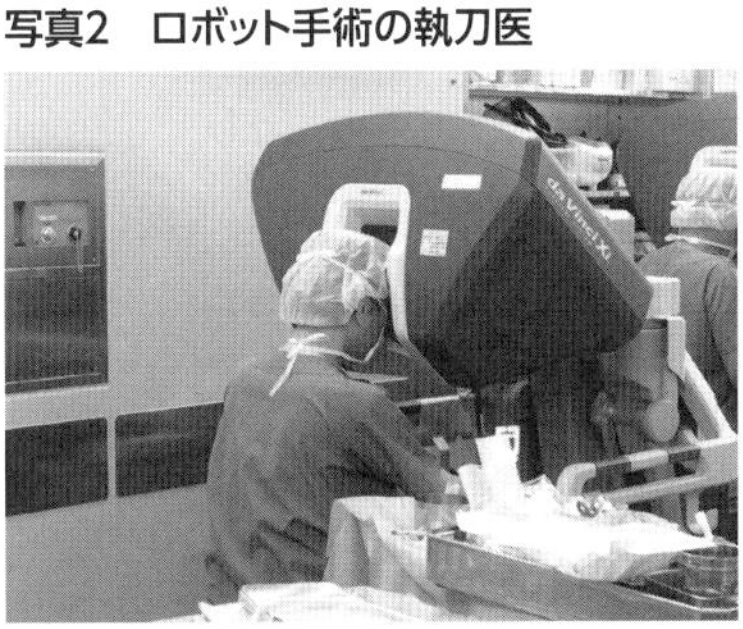

図表6　ロボット手術の傷

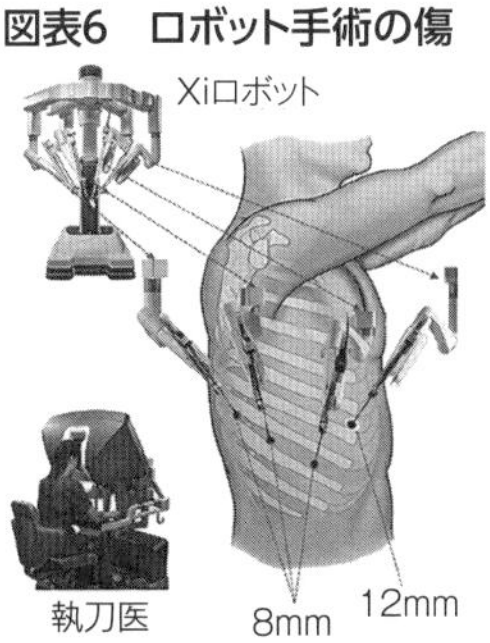

従来の胸腔鏡手術と比べ、立体感のある拡大映像を見ながら手術を行うことができるため、正確かつ繊細な手術が可能です。患者さんからしても、傷の大きさが完全胸腔鏡手術よりもさらに小さく、術後の痛みが少ない手術です。当院では、多くの患者さんが術後4、5日で退院されます。

当院では、手術による体へのダメージが少ないからと、80歳以上の高齢者や心臓などに持病のある患者を中心にこの手術を行ってきましたが、そのような方でも早期に退院できますから、いかに楽で受け入れやすい手術かおわかりいただけると思います。今後、ロボット手術はますます発展し、将来は進行肺がんもロボットの支援下で治療できるようになると考えられています。

肺がんの手術はどんどん恐くない、つらくないものになっていますので、ぜひ当院に一度ご相談ください。お待ちしております。

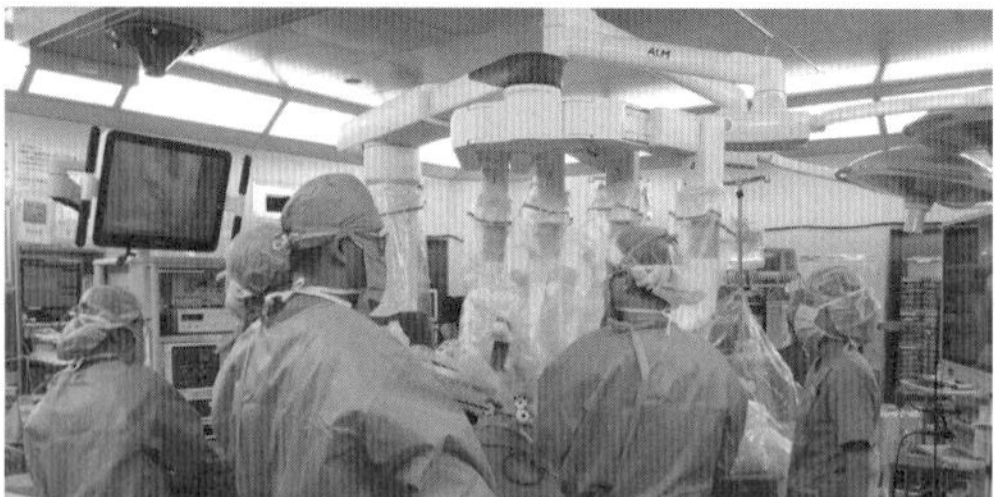
写真3　ロボット手術開始時の風景

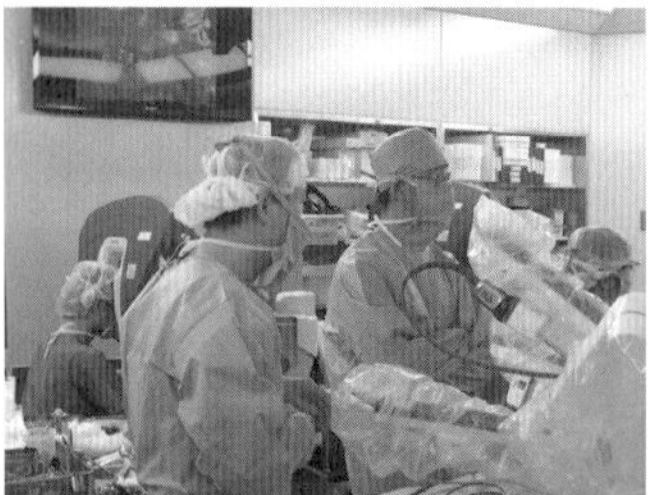
写真4　ロボット手術の助手

コラム
Column
1

名古屋市立大学病院
がん相談支援センターからのメッセージ
どなたでも無料で相談できます

大学医学・病院管理部（がん看護専門看護師）　鬼塚 真実

名市大病院では、「がん相談支援室（1階）」と「がん包括ケア支援室（2階）」の2カ所で、専任の相談員（看護師）が無料でがんに関する相談をお受けしています。

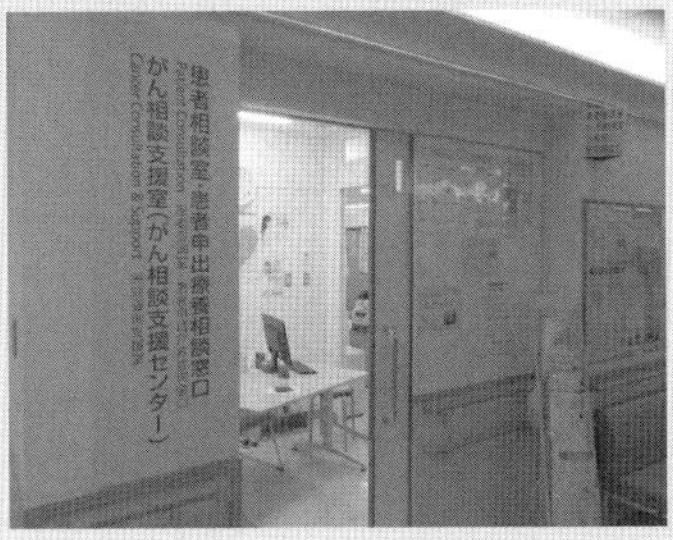

がん相談支援室（1階）

がんと診断された患者さんは、「まさか、自分が」「家族にがんになったなんて言えない」「医療費はどれくらいかかるの」などさまざまな不安を抱えて相談室に来られます。治療が始まった患者さんからは、副作用についてのご相談が多いです。専任の看護師がそのような方々のお気持ちに寄り添いながら、脱毛に対するウィッグ、体型をカバーする下着、副作用への対処方法などをお示しし、一緒に考えます。

かかりつけ医から「がんの疑いがある」と言われただけでも不安になるものです。名市大病院にかかっていないから相談にのってもらえないと思っていませんか？相談室は、当院の患者さんだけではなく、どなたでも、匿名でも、ご利用いただけます。

「誰かに聞いてほしい」「誰かに聞きたい」そんなときは、がん相談支援センターにご相談ください。電話での相談も受け付けています。ご相談の内容に応じて、専門的な知識やスキルをもつがん看護専門看護師や認定看護師（緩和ケア、皮膚・排せつケア、がん化学療法看護、がん性疼《とう》痛《つう》看護、乳がん看護、放射線療法看護など）が対応します。また、病気や治療についてご自身で調べたいときは、地下1階の「患者情報ライブラリー」がご利用いただけます。ぜひご活用ください。

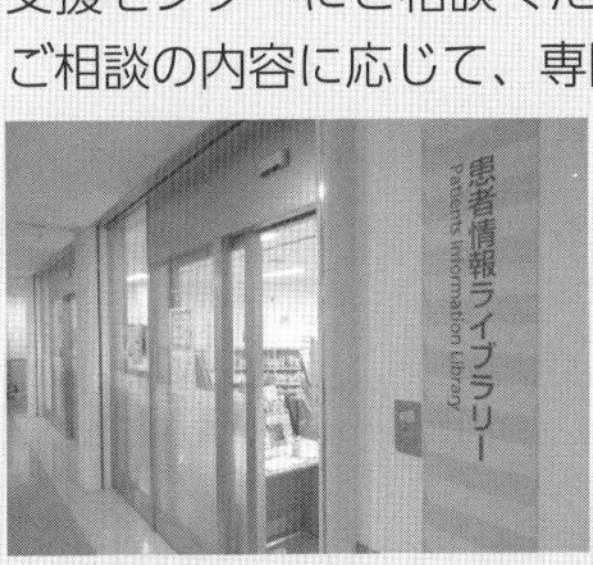

患者情報ライブラリー（地下1階）

胃がんとピロリ菌のお話

医学研究科消化器・代謝内科学　特任教授／蒲郡市民病院　最高経営責任者　城　卓志
医学研究科消化器・代謝内科学　准教授　久保田　英嗣

胃がんの原因となるピロリ菌が、胃の中に生息していることが発見されてから、胃がん診療は大きく変わりました。本稿では、胃がんとピロリ菌の関係について解説するとともに、最新の胃がん診断や治療を中心に胃がん診療について紹介したいと思います。

日本人に多い胃がんが、「治癒できるがん」になりつつある

がんと診断される人、がんにより死亡する人は世界的に増加しており、2018年には、1810万人もの人ががんと診断され、960万人ががんで亡くなっていると推計されています。その中で胃がんは、年間100万人以上が診断され、約80万人が亡くなっています。

胃がんの発症には地域性があり、欧米では比較的まれですが、日本や韓国などの東アジアの国ではよくみられます。日本における胃がんの患者数は、２０１７年の国立がんセンターの集計によると、男性８万９３３１名、女性４万１４４名と男性に多く、がんのなかでは２番目に多い数となっています。胃がんによる死者数は、２０１８年は男性２万８８４３名、女性１万５３４９名とやはり男性に多く、がんによる死亡者数としては３番目に多い数です。

このように、胃がんは日本では非常に多いがんですが、患者数、死亡数は年々減少傾向にあります。最新のデータでは、胃がんと診断された人の５年相対生存[※1]率は、71・４％と報告され、過去のデータと比較すると改善しています。進行した胃がん、特に病状の進んだステージⅣの胃がんでは、５年相対生存率が８・９％で、ほとんど改善がみられませんが、早い時期に見つけることができれば、治癒が見込めるがんになりつつあることを示していると考えられます。

まだ完治できないケースも多く、たいへん怖いがんのひとつですが、最近の医学の進歩により、治療の手がかりとなる多くのことがわかってきました。特に、胃がんの原因となるピロリ菌が胃の中に生息している、という発見は衝撃的なもので、その後の胃がん診療を大きく変えました。

治療法についても、患者さんへの負担の少ない内視鏡を用いた治療や、最新のロボット技術を用いた手術法の開発、さらに新しい抗がん剤の登場など、目まぐるしい発展をみせています。

※1　5年相対生存率
胃がんと診断された人のうち5年後に生存している人の割合が、日本人全体で5年後に生存している人の割合に比べてどの程度かを％で表したもの。

図表1　胃がんの各ステージの5年相対生存率

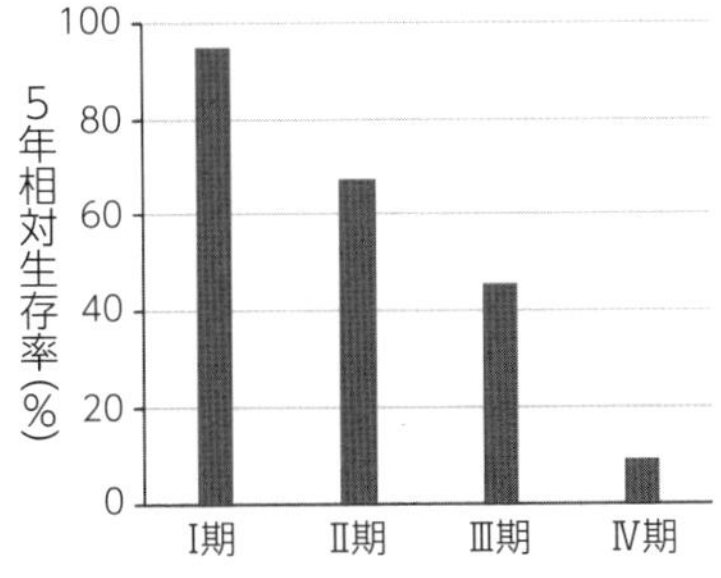

（国立がん研究センター「がん診療連携拠点病院等院内がん登録2010から11年5年生存率集計報告書」より作成）

みなさんや、みなさんの家族や知人が不幸にも胃がんになったとしても、正しい知識を備えていれば、やみくもに恐れることなく、冷静に対処できるのではないでしょうか。ここから、胃がんについての最新の知識をご紹介していきます。

ピロリ菌と胃がん

細菌・ピロリ菌が胃の中に生息していることが発見されたのは、1983年、オーストラリアの医学者・WarrenとMarshallによってのことでした（写真1・2）。その後の研究で、ピロリ菌が胃潰瘍《かいよう》や十二指腸潰瘍の原因になることが明らかになり、94年には、ピロリ菌が胃がんの原因としてWHOから認定されています。すなわち、ピロリ菌に感染しているのかどうかが、胃がんの診療において、もっとも重要な情報のひとつであることが認知されたのです。

ピロリ菌が発見されるまでは、加齢、喫煙、飲酒、塩分の多い食事などが胃がんの主な原因として考えられていました。もちろん、これらの要因もたいへん重要なのですが、ピロリ菌の発見が胃がんの診断や治療に与えた影響は大きく、胃がん診療にパラダイムシフトをもたらしたことは間違いありません。

ピロリ菌の感染は、幼少期に成立すると考えられています。感染経路は、ピロリ菌感染者の嘔吐《おうと》物や便、もしくはこれらに汚染された水や食事を口から摂取することによると考えられており、衛生環境の改善とともに、日本のピロリ菌感染

写真1　ピロリ菌が感染した胃の組織

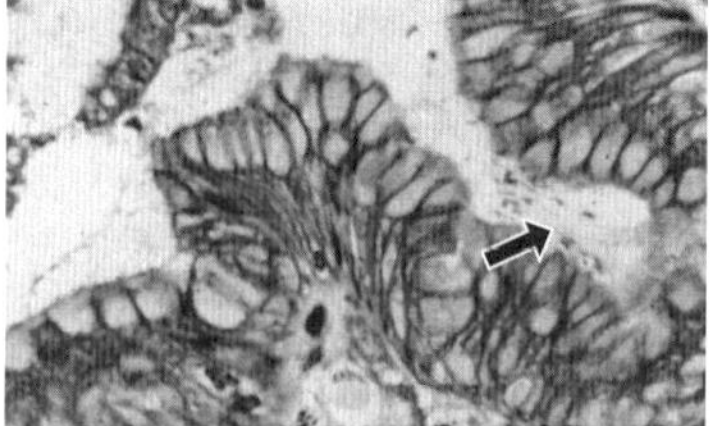

矢印の先が、粘液内のピロリ菌

写真2　ピロリ菌感染で胃炎を起こした胃の組織

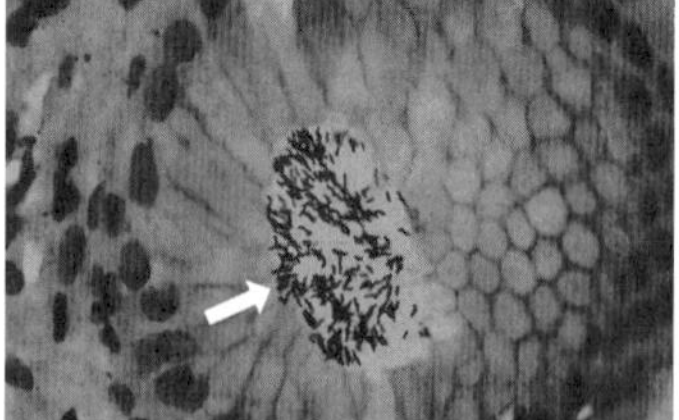

矢印の先が、胃に生息しているピロリ菌

者数は激減しています。実際に年齢別のピロリ菌感染率を見てみると、50歳以上では約80％と高い割合で感染していますが、10～20歳代では約20％と推計されており、今後はさらに減少していくと予測されています。

日本では、全体のがん患者数は高齢化により増加していますが、胃がんについては毎年、右肩下がりで減っています。この胃がんの減少は、ピロリ菌の感染率の低下によるものと考えられています。

胃がんの診断方法

胃がんの根治のためには、なるべく早い段階での診断が重要です。

日本では胃がん検診が広く行われており、早期診断や予後の改善への貢献が高く評価されています。「胃バリウム検査」が一般的ですが、最近ではバリウム検査の代わりに、「内視鏡検査」や「胃ＡＢＣ検診」などが選択されることもあります。

①胃バリウム検査

バリウム検査の長所は、費用がかからないことと簡便性にあります。バリウム検査に必要なX線撮影装置は、大きな総合病院だけでなく、診療所など中小医療機関にも普及しており、どこでも検査を受けられることも利点です。

短所としては、検査に伴う被爆の問題があります。また、高齢者、特に便秘を持病に持つ人では、検査で使用するバリウムの排せつに時間がかかり、腹痛や排便時の肛門痛、まれに腸閉塞《へいそく》をきたすこともあり、注意が必要です。

バリウム検査は内視鏡検査と比べて、胃がん、とくに早期胃がんについての診断能は劣りますが、胃壁の内部を這うように病巣が広がる「スキルス胃がん」など、胃がんの種類によってはバリウム検査のほうが見つけやすいこともあります。

②内視鏡検査

内視鏡検査の長所は、診断能の高さです。胃がんを細かく観察すると同時に、検査中に腫瘍細胞を採取することもできます。

短所としては、検査中の苦痛が強いことや、内視鏡検査のトレーニングを受けた医師が不足していることなどが挙げられます。ただし最近では、鼻から細い内視鏡を挿入するので、嘔吐反射が少ない「経鼻内視鏡」（図表2）や、検査中に鎮静剤を用いて苦痛を少なくする内視鏡検査も、可能になっています。

また、人工知能による内視鏡診断システムも実用化間近で、医師不足も解消される可能性があります。苦痛の少ない経鼻内視鏡の登場により、胃がん検診に内視鏡が選択されるケースはすでに増加傾向にあり、今後ますます、内視鏡検査が主流になってくると予想されます。

③胃ＡＢＣ検診

バリウム検査も内視鏡検査も受けたくない人の選択肢として、血液検査で行う胃がんリスク検査の「ＡＢＣ検診」があります。ピロリ菌が胃の中にいるかいな

図表2　経鼻内視鏡

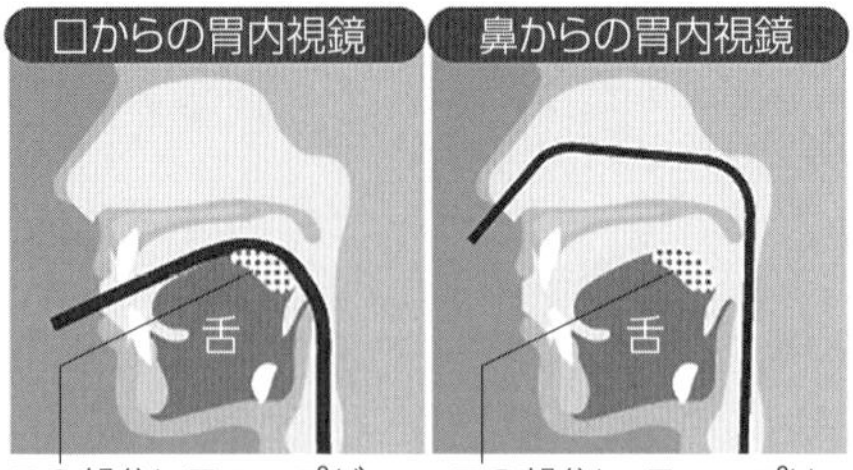
この部分にスコープが触れると吐き気を感じます
この部分に、スコープは触れにくい

（富士フイルムHPより）

いか、萎縮粘膜があるかどうかを血液検査で調べ、胃がんのリスクを判定します。ただしこの検査でわかるのはリスクのみであって、今現在、胃がんがあるかないかはわかりません。

今後は、唾液や尿などほかの体液を用いた、より簡便で負担の少ない胃がん診断法の開発が進むと考えられています。

ピロリ菌除菌で胃がんを予防する

現在は、ピロリ菌感染者に対する除菌治療が胃がんリスクを大きく減らすと考えられており、日本では2012年に、保険診療で除菌治療が行えるようになりました。

除菌治療は、薬剤の内服でできる簡単な治療です。除菌の成功率は約90％と、ほとんどの人でピロリ菌が排除されます。除菌治療がうまくいかなかった場合は、2次治療として、違う薬剤で再び治療します。

前述のように、ピロリ菌陰性者（生まれてこのかたピロリ菌の感染がなかった人）にはほとんど胃がんが発生しないことから、除菌治療による胃がんの予防効果が注目され、多くの研究が行われてきました。その結果、除菌の効果は胃粘膜の状態や年齢によって異なるものの、全般的に胃がんのリスクを減らすことがわかってきました。

図表3　一次除菌治療の処方例（ボノプラザンと抗生物質2剤併用療法）

薬剤	朝食後	夕食後
ボノプラザン	1錠（20mg）	1錠（20mg）
アモキシシリン	3カプセル（250mg×3）	3カプセル（250mg×3）
クラリスロマイシン	1錠（200mg）	1錠（200mg）

図表4　二次除菌治療の処方例（ボノプラザンと抗生物質2剤併用療法）

薬剤	朝食後	夕食後
ボノプラザン	1錠（20mg）	1錠（20mg）
アモキシシリン	3カプセル（250mg×3）	3カプセル（250mg×3）
メトロニダゾール	1錠（250mg）	1錠（250mg）

（図表3、4とも7日間連続投与）

しかし、除菌治療後に胃がんを発症する患者さんもいます。除菌が成功しても100%安心せず、定期的に内視鏡検査を受けることが推奨されています。

除菌による胃がん予防効果がもっとも期待できる若年者を対象に、ピロリ菌感染のスクリーニングをしている自治体もあります。陽性者については除菌治療を行い、将来的に胃がん患者を減らしていこうという試みです。

筆者の病院のある蒲郡市でも、比較的早い時期からピロリ菌陽性者の除菌に取り組んでいます。市内の中学1年生を対象に、一次検査として採血によるピロリ菌抗体検査、二次検査として尿素呼気試験（息を吹きかける検査）や便中抗原検査を行い、陽性者には除菌療法を勧めています。もちろん、これらの対策は無償で行われます。

さらに、40歳以上の市民を対象に、ABC検診を「ワンコインがん検診」（負担金500円）として実施しています。これらの試みにより、蒲郡市の胃がんの発生率の低下が期待されますが、実際どれほどの効果があるのかは、今後、長期間にわたる検証が必要であると考えています。

そのほかの胃がん治療

①内視鏡治療

最近の内視鏡による胃がん治療の技術進歩には、目をみはるものがあります。

基本的に内視鏡治療は、胃粘膜の表面に近い部分にとどまり、リンパ節への転移がない早期胃がんに対する治療です（写真3）。日本消化器内視鏡学会の報告によると、最近の胃がんに対する内視鏡治療の件数は、外科治療の件数を上回るまでに増加しています。

これは、内視鏡治療の技術が進歩したとともに、胃がん検診の普及や内視鏡検査機器の診断能の向上により、より多くの早期胃がんが発見されるようになったためと考えられます。今後もこのような傾向は変わらないと考えられ、さらに多くの胃がんが内視鏡で治療される時代になるでしょう。

②外科治療

進行胃がんについては、外科手術が第一選択となります。

従来は開腹術が行われてきましたが、その後、より傷が小さく、早期の回復が見込める「腹腔鏡手術」が普及しました。

さらに最近では、患者さんへの負担が少なく、精度の高いロボット手術が開発されています。ただし、このロボット手術については、非常に高価な専用機器を要し、術者に高度な技術が要求されるため、現状ではロボット手術を行える施設は限られています。

③抗がん剤治療

転移などにより、手術で完全に病変を切除できない進行胃がんについては、抗

写真3

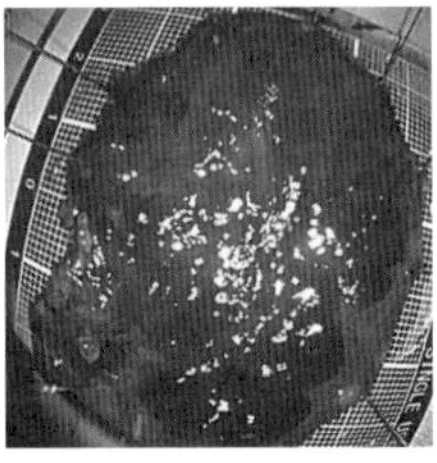
内視鏡により切除、摘出した胃がん

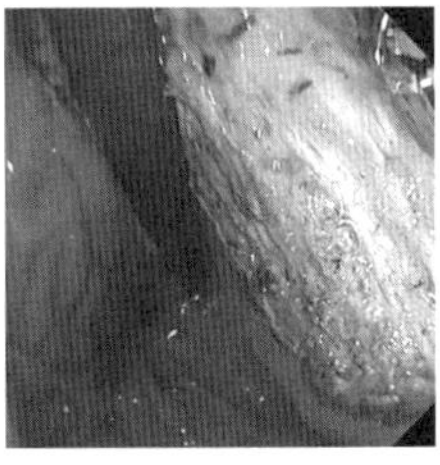
内視鏡治療により、胃がんを切除した後の内視鏡写真

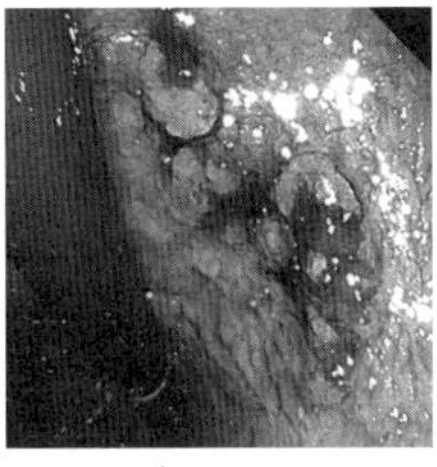
早期胃がんの内視鏡写真

がん剤による治療が行われます。

しかし、胃がんに対する抗がん剤による治療成績は、十分満足できるものとはいえません。抗体医薬品や「免疫チェックポイント阻害剤」など、新しい抗がん剤の開発により治療成績は向上していますが、進行した胃がんを完全に治癒させるまでの効果はなく、新たな抗がん剤の開発が望まれています。


【腹腔鏡手術の利点】

開腹手術は、腹部を20～30㎝切開して行われる。一方、腹腔鏡手術は、腹部に1㎝前後の小さな穴を数カ所あけて、そこから腹腔鏡（ビデオカメラ）や専用の手術器具を挿入し、行う。このように腹腔鏡手術は、傷が小さく体への負担が少ないため、術後の回復も早い。


胃がんに関する医療は、近年著しい発展を見せていますが、すべての進行胃がんを根治させるまでには至っていません。この難題を解決することは、わたしたち医療人の使命であると考えています。

最後にわたしからのメッセージですが、ピロリ菌感染についてぜひ一度確認し、陽性と診断された場合は除菌療法を考慮してください。また、長らく内視鏡検査を受けていないのであれば、できるだけ検診などの機会に検査を受けることをお勧めします。

胃がんが、できるだけ早く発見し適切な治療をすれば、ほとんど命を落とすことがないがんになりつつあることは、本稿を通して理解いただけたのではないでしょうか。胃がんで命を落とすことのない未来が訪れることを切に願いつつ、この稿を閉じたいと思います。

正しくがん検診を受けて早期発見・早期治療を

現在、日本では、胃がん、子宮頸《けい》がん、肺がん、乳がん、大腸がんの５種類のがんについて検診が推奨されています。年齢など対象となる条件を満たせばどなたでも、市区町村などの自治体から委託を受けた医療機関などで受けることができます（実施の時期や場所、費用負担などくわしいことについては、お住まいの自治体のがん検診担当窓口へ）。

検診の目的は、がんを早期発見し、適切な治療を行って、がんによる死亡を減らすこと。あくまで症状のない人に対して行う検査であり、気になる症状がある場合は、がん検診ではなく、医療機関を受診してください。

がん検診では、「がんの疑いがあるかないか」を調べ、「要精検」の場合には精密検査を受けます。「がんがある」「がんがない」ということが判明するまでのすべての過程が、がん検診です。

がん検診の流れ

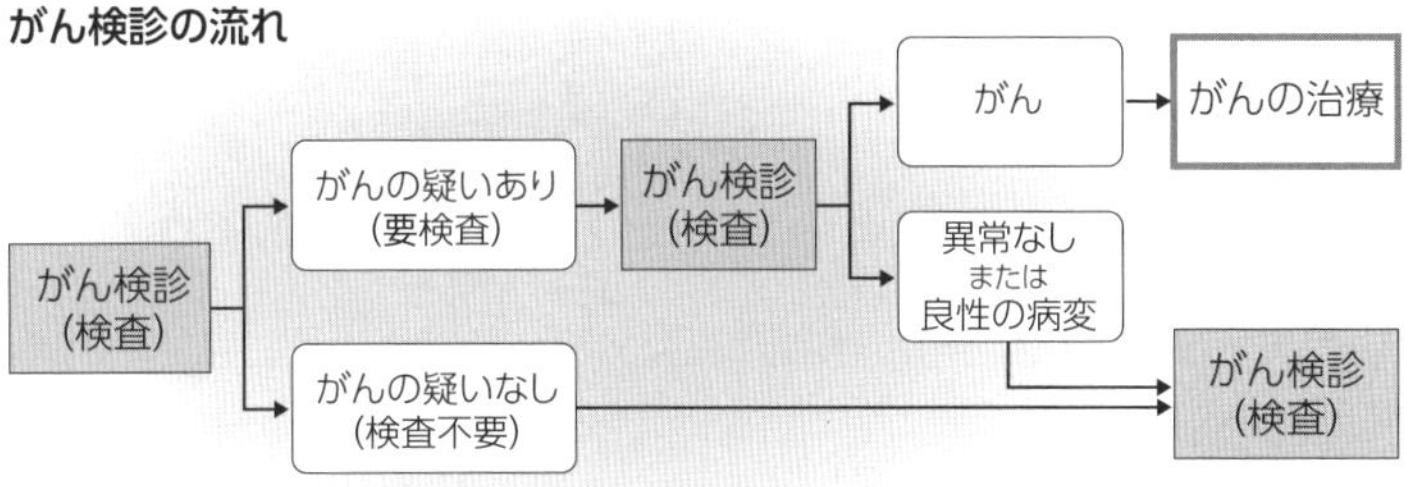

（国立がん研究センターがん情報サービスより）

胃がん検診の胃部X線検査や胃内視鏡検査は、検査終了までは絶飲絶食、肺がん検診では３日間にわたって痰を採取するなど、事前準備がいるものもありますので、受診前に確認しましょう。

口のがんに負けない!

医学研究科高度医療教育研究センター　教授
名古屋市立西部医療センター歯科口腔外科　部長
深野　英夫

最近、口のがん（口腔がん）が広く注目されるようになりました。在宅介護や介護老人保健施設のご高齢の方に、近頃この進行がんが多くみられます。疑わしい症状が見つかれば、必要以上に怖がらず、早めの診察を受けてください。

口にがんができるの⁉

「口にもがんができるのですね?」

以前は、がんを告知すると患者さんによく言われましたが、最近はその機会が減っています。

口のがん（口腔がん）が改めて広く知られ、恐れられるようになったのは、女優の堀ちえみさんがステージ4の舌がんを公表したのがきっかけといえるでしょう。治療前にはがんの状態を、治療後にはその様子をインターネットで広く伝えてくれています。

口腔がんには、主に口の粘膜と唾液腺[※1]にできる「上皮性がん」と、ごくまれですが、リンパ腫などの「非上皮性がん」とがあります。

口腔がんは舌と歯肉[※2]にできることが多く、堀ちえみさんが罹患《りかん》した舌がんは、口腔がんの約50%を、歯肉がんは約25%を占めます。口腔がんの7割以上が舌か歯肉に発症しますが、そのほかにも頬粘膜《きょうねんまく》、口腔底《こうくうてい》、硬《こう》・軟口蓋《なんこうがい》、口唇、顎骨《がっこつ》などにがんができます（図表1）。

口のがんの組織型はさまざまですが、もっとも多いのは扁平《へんぺい》上皮がんと呼ばれるもので、全体の80%程度を占めます。そのほかには腺がん、肉腫（骨肉腫、筋肉腫など）や、全身がんになる傾向の強い悪性リンパ腫、悪性黒色腫（メラノーマ）など多彩な腫瘍が出現します。

喫煙が一番のリスク

喫煙・飲酒などの習慣は、がんの発症リスクを高めるといわれています。肺、口腔・のど、鼻、食道、胃、肝臓、膀胱《ぼうこう》および子宮頸部《けいぶ》のがんは、喫煙と発がんとの関係が明らかになっています。口腔がんの場合では特に、喫煙が最大の危険因子と考えられ、喫煙者の口腔がんの死亡率は、非喫煙者の4倍とされています。

日本では年間に約7千人が、口腔がんに罹患しています。これは、日本人の全がんの約1%に相当します。

男性と女性の割合は、ほぼ2：1で、男性に多く発症します。2016年から

※1 唾液腺
食べ物の消化のためのつばをつくる大唾液腺（耳下腺・顎下（がっか）腺・舌下腺）と、粘膜を乾かないようにするための小唾液腺がある。

※2 歯肉
歯茎のこと。あごの骨を覆う歯周組織のひとつ。

図表1 口の中でがんができる場所

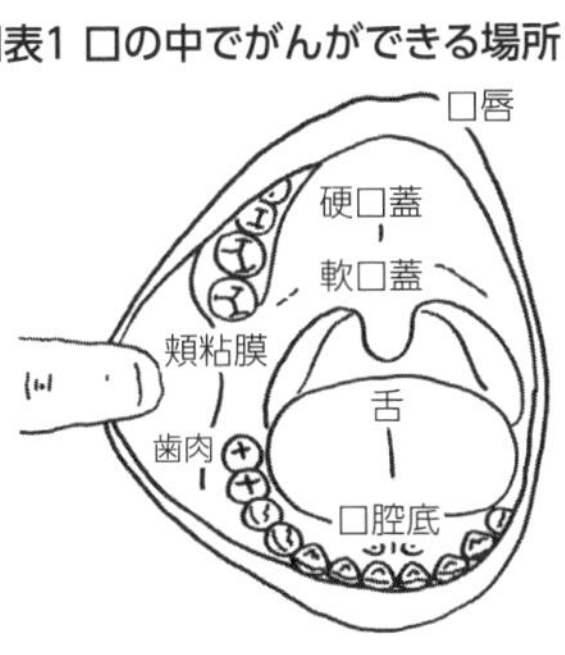

整備された『がん登録』によると、口腔がんが全国的に年々増えている傾向が示されています。がん治療が進歩した今、がんが完治したがんサバイバーが、また別のがんにかかる「第2がん」も増えており、第2がんとして口腔がんを発症する人も増えてきています。

早期発見するにはどうすればいい？

口腔がん全体の5年生存率は、60～70％です。早期で見つかれば、5年生存率は90％以上で、進行すると30～50％と低くなり、治りにくいがんのひとつといわれています。早期発見、早期治療がとても重要です。

口腔がんは、医師による検査でしか見つけることのできない肺がん・胃がんなどと違って、口を開ければすぐに見つけることができます。そのうえ、口の粘膜は感覚がとても鋭敏なので、小さなしこりや腫れ、くぼみを自分で感じ取ることができますし、直接指で触ることもできます。鏡を使って口の中を観察するのは、見える範囲に限りがありますが、家族や友人になら隅々まで観察してもらえます。

セルフチェックの4つのポイントを紹介します。

①舌と歯肉に注意しよう

図表2 舌のへりや裏面にがんができる

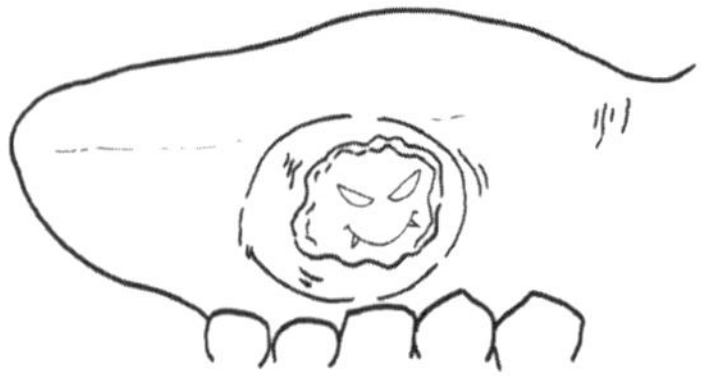

ただ漠然と口の中を眺めていても、がんには気がつきません。

口腔がんの半分を占める舌がんは、あかんべーをしたときに見える舌の上の面ではなく、ほとんどが舌のへりと裏面にできます（図表2）。そこで舌を出し、左右と上に動かして観察します。舌の後方1／3の舌根にもがんはできますが、ここは自分で観察するのは難しいでしょう。

②入れ歯をはずして観察する

歯周病でもないのに歯がグラグラしたり、歯肉が硬く腫れたりする場合は、歯肉がんかもしれません。歯がない「土手」の部分にも歯肉がんはできますし、入れ歯の縁に※3褥瘡《じょくそう》ができて治りが悪いときは、歯肉がんや頬粘膜がん、口腔底がんかもしれません。

入れ歯が入った状態では、その下のがんをうまく観察できません。介護で口腔のケアを行うときは、入れ歯を外し、歯茎の土手や上あごの内側、さらには舌の裏側から口腔底まで観察しましょう。

③がんの卵を見つける

がんは、正常な粘膜にいきなりポツンとできる場合と、「病的な粘膜」から徐々に成長する場合とがあります。病的な粘膜とは、「前がん病変」とか「口腔潜在性悪性疾患」と呼ばれているもので、口腔白板症《はくばんしょう》（粘膜が白く、分厚くなる）、紅板症《こうばんしょう》（粘膜が赤く肥厚する）、口腔扁平苔癬《たいせん》（粘膜が赤くただれる）などがあ

※3 **褥瘡**
口の場合は、入れ歯で圧されて組織が傷つき、潰瘍をつくった状態のこと。

図表3 入れ歯をはずしてチェック!

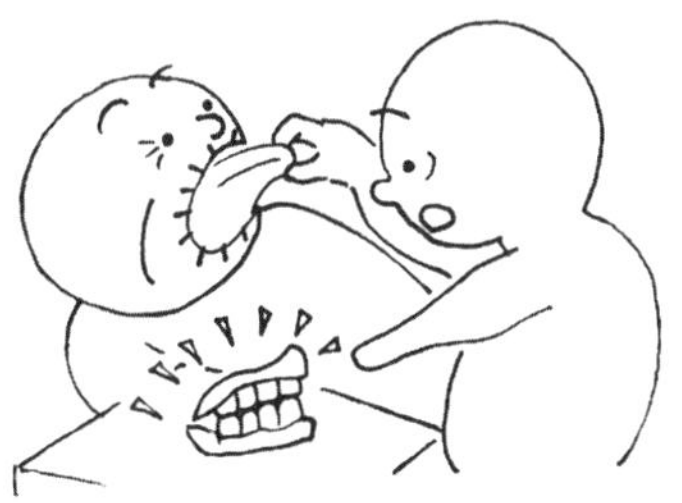

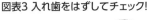

ります。

病的な粘膜のすべてががんになるわけではありませんし、短期間に変化することもありません。ただ、「がんの卵」[※4]がこの病的な粘膜の中にあって、何年か経つうちにがん化する場合が数%あります。特に、口の中のあちこちに、広い範囲で病的な粘膜が見られる場合は、将来的に口腔がんが多発する危険群として認識されています。

私は、このような病的な粘膜は「いずれはどこかががんになる」として、最長で2カ月ごとに観察・治療を行い、がんを疑う異常を確認した時点で、切除手術を行っています。病的な粘膜のすべてががんになるわけではないので、経過を見ることが大切です。

病的な粘膜の中にあるがんの卵は、患部を一部切り取って調べる（生検[※5]）か、細胞をはぎ取って調べます（細胞診[※6]）。重要なのは、どこを調べるかという判断で、これは検査者である専門医の見立てにかかっています。

④様子を見るのは2週間まで

セルフチェックで、この後述べるような症状が見つかった場合は、できるだけ早くかかりつけの歯科医院、あるいは病院の歯科口腔外科を受診しましょう。特に、異常に気づいてから2週間以上症状が続く場合は、面倒がらず怖がらずに、診察を受けてください。

※4　がんの卵
がん遺伝子によってがん化する素質を持った細胞のこと。p.9松尾先生の記事の「突然変異を起こした細胞」。

※5　生検
病変から組織を採取し、病理診断を行う検査。病変の一部（あるいはすべて）を切り取ったり、針を用いて吸引して組織を採取し、検査する。

※6　細胞診
病変から細胞を採取して、病理診断を行う検査。口腔では病変を直接こすり取って細胞を採取する。

ほかの病気と見分けが難しい、口腔がんの痛み

ここから主に、初期のがんを対象に症状を紹介していきます。

私自身の30年の記憶をたどってみると、口腔がんの患者さんで「痛み」がなかった、という人はいませんでした。ただその「痛み」は千差万別で、「痛み」といってもごくごく軽いものも多く、言われてみれば…といって気づいた患者さんもいるくらいです。

早期がんで感じる痛みは、患部に何かが触れることで感ずる痛みや、刺激物（熱いもの、からし、わさびなど）を食べたときに感じるしみるような痛みなど、刺激を受けて初めて感じるものが主体です。この痛みは、がん特有のものではありません。口内炎（アフタ）などの炎症でも同じような痛みが生じるので、早期発見がなかなか困難です。痛みが長く続く場合は、注意してください。

歯肉がん（歯茎のがん）でも、かんだときの痛みや不快感が出ます。歯茎が少し腫れたり、歯が少しぐらついたりすることもあります。ただ、これも歯槽膿漏《しそうのうろう》

図表4　口腔がんの自己診断ルーティン

1.「い――」をして、歯肉（歯茎）みる

↓ 赤・白・黒など色の異常、腫れ、しこり、あれ・えぐれはないか
痛みはないか、出血はしていないか

2. 口を開けて歯をみる

↓ グラグラの歯はないか、出血はしていないか

3. 舌の表（舌背）をみる（あかんべー）

↓ 赤・白・黒など色の異常、腫れ、しこり、あれ・えぐれはないか
痛みはないか、出血はしていないか

4. 舌を上に挙げて、左右に動かして、舌の裏（舌下面）と側縁をみる

↓ 赤・白・黒など色の異常、腫れ、しこり、あれ・えぐれはないか
痛みはないか、出血はしていないか

5. 頬を片側ずつ引っ張って、頬粘膜をみる

↓ 赤・白・黒など色の異常、腫れ、しこり、あれ・えぐれはないか
痛みはないか、出血はしていないか

2週間以上、症状が続いているのなら、かかりつけ歯科を受診しましょう!

の痛みなど、歯周病の症状とよく似ています。がんも歯周病も、長い時間を経過すると判断がさらに困難になります。

クリニックや歯科診療所から、われわれ専門医に紹介されてきて初めて、がんとわかることも少なからずあります。

「腫れ」「しこり」「えぐれ」などを簡単に考えない

がんが「卵」の段階では、「腫れ」を感じることはありません。せいぜい粘膜の厚みを自覚する程度です。がんの腫れを感じるときには、やや進行しているかもしれません。

粘膜表面だけが腫れる場合や、深部から盛り上がってくるような場合もありますが、多くのケースでは、粘膜から深部にかけて硬さが出てきます。腫れそのものが硬くなる場合と、腫れた部分の周囲が硬くなる（しこり）場合とがあります。口の粘膜の感覚はとても敏感で、微妙な変化を感じることができ、舌や頬粘膜の腫れは、動かしたときの違和感としてよく感じられます。

病的な粘膜の表面が、荒れている（びらん）と感じたり、腫れた部分の中央が少しえぐれたりする（潰瘍）ことがあります。さまざまな粘膜の病気で、部分的に組織が欠損し、このような症状が感じられますが、がんの場合は、えぐれた部分に、よくしこりも感じます。

1～2週間かかっても腫れやしこり、潰瘍が続き、簡単な炎症や歯の問題では

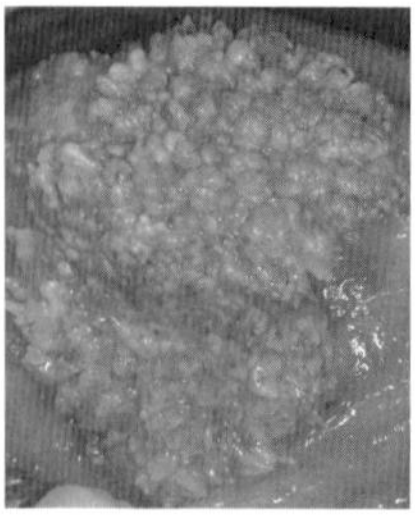

粘膜の外に乳頭状に盛り上がったがん

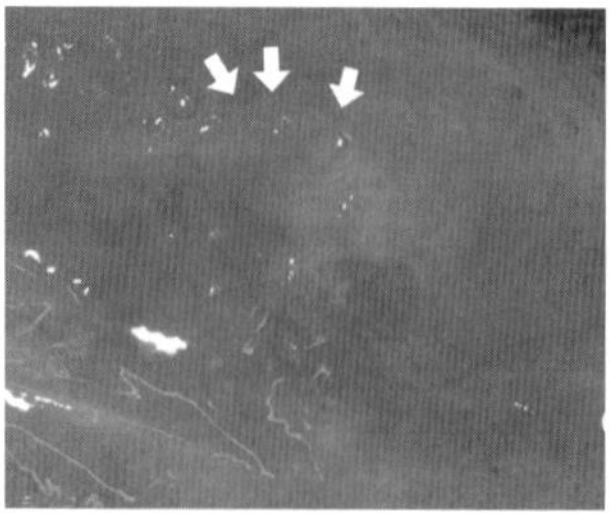

赤くただれたがん。周囲のしこりは粘膜の下で、矢印まで広がっている

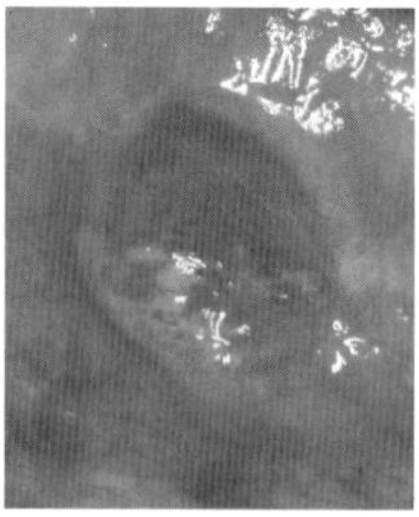

口内炎のように浅くえぐれたがん。周囲にはしこりがあります

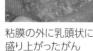

ないかもと不安を感じられるような場合は、※7セカンド・オピニオンをもらってもよいかもしれません。

「ピンクでない」粘膜はがんの初期段階

日頃からのセルフチェックで、見て気づける症状もあります。

健康な口腔粘膜の色はピンク色ですが、粘膜が部分的に白くにごったように見える、赤くただれている、表面が滑らかでなくザラザラしている（舌の上の面は除く）、一部が盛り上がっている、一部がえぐれている場合は、病気が疑われます。

口腔がんは、白と赤が混じったような色のものが多いのですが、黒（濃い茶色）や紫色のものもあります。黒い場合は、※8悪性黒色腫《メラノーマ》という、粘膜の中のメラニン産生細胞ががん化した状態で、足などにまれに生じるものですが、頭頸部領域にも発症します。紫色で少し腫れているような場合は、唾液腺に関連した口腔がんの可能性があります。

日頃から口の粘膜の状態を観察していると、部分的な色調の変化に気づきやすいものです。口腔がんとは関連なく色の変化が起こることもよくありますが、専門医の診察を受けて安心していただくのもよいと思います。

※7 セカンド・オピニオン 実施されている診断や治療についての意見を、ほかの医療機関の専門医にもらうこと。治療について確信を得るために行うことも多い。

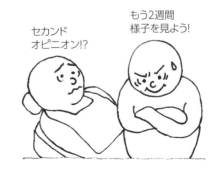

※8 悪性黒色腫についてくわしくは、P．124の加藤先生の記事参照。

がんが大きくなるとどうなる?

がんが大きくなるにつれて、リンパ節への転移も増えてきます。一般的には、がんのある側のあごの下や耳の下（首の上の方）にあるリンパ節に転移します。転移リンパ節は硬く大きくなり、ぐりぐりやしこりとして自覚されます。押さえると、軽い痛みや不快感を覚えます。ただし首のリンパ節は、顔や鼻、口などの細菌感染でも、腫れて痛みが出ることがあります。

がんが大きくなると、今まで述べてきた症状も、より強く現れます。痛みと腫れが強くなり、出血してきます。出血すると、生臭い、独特の強い口臭が現れます。

かみにくい、飲み込みにくい、口が開けにくい、声がこもるなどさまざまな機能障害も現れます。進行すれば、飲めない、息ができないなど、命を直接脅かすような状態になります。

認知症の患者さんでは、症状の訴えがはっきりしなかったり、まったく痛みを訴えなかったりしますので、進行した口腔がんであっても、気がつかないことがあります。

ほかの離れた臓器（肺や骨）に飛び火することを、「遠隔転移」といいます。

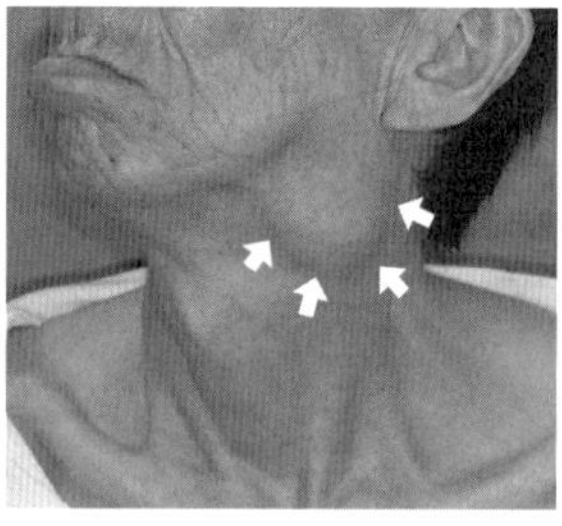

口腔がんがリンパ節に転移し、頸部が腫れている

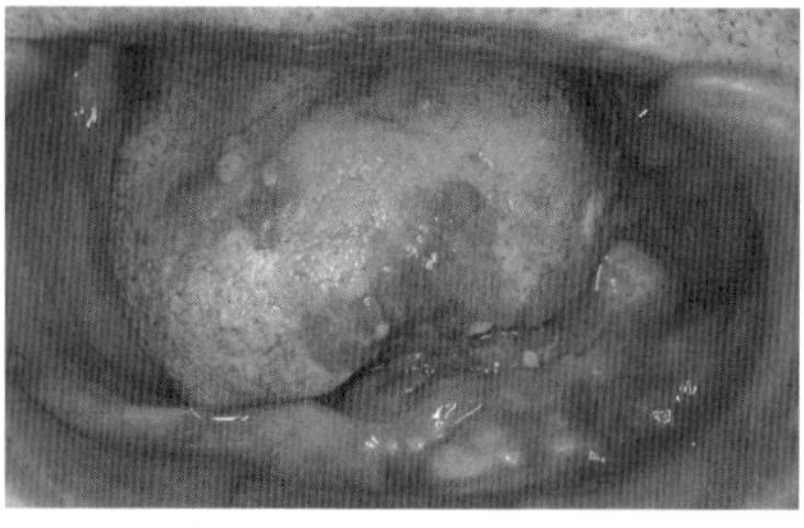

舌の前方がほとんどがんになっていて、口腔底から歯槽堤を越えて下唇まで広がっている

口腔がんも、1割程度の確率で転移します。転移先の臓器はがんによって異なり、口腔扁平上皮がんでは、よく肺に転移します。唾液腺にできる特定の組織型のがんでは、遠隔転移が非常に高確率で出現するものもあります。

早期がんは簡単に手術できる

大きさが20㎜未満の口腔がんは、一般的にステージ1で、切除手術によって治療を行います。腫瘍の周囲10㎜を含めて切除するのが一般的です。簡単にいえば、10×10×4㎜の口腔がんを切除した場合は、30×30×14㎜の穴が空きます。この程度であれば、縫うだけでよく、再建手術※9を必要としません。

早期に手術できれば、手術時間、出血量、手術範囲、術後の機能障害などすべてが軽くなります。リンパ節転移や遠隔転移も少なく、治りやすいといえます。

口腔がんは抗がん剤の効果が不確かなので、初期のがんに対しては、手術か放射線治療を選びます。WHO（世界保健機関）の「近い将来の口腔がん治療に関する推奨治療」では、手術による治療が示されています。病院によっては、初期の小さな口腔がんに放射線治療と化学療法を組み合わせて行うこともあるようですが、これは通常は、進行がんに対して行う、全力の治療戦略でしょう。

※9　再建手術
口腔の切除手術における再建手術では、欠損した部分に背中、胸、腹などの組織（皮膚、筋肉、脂肪組織などがひとまとめになった血流のある状態）を移植し、形態や機能をできるだけ回復する。

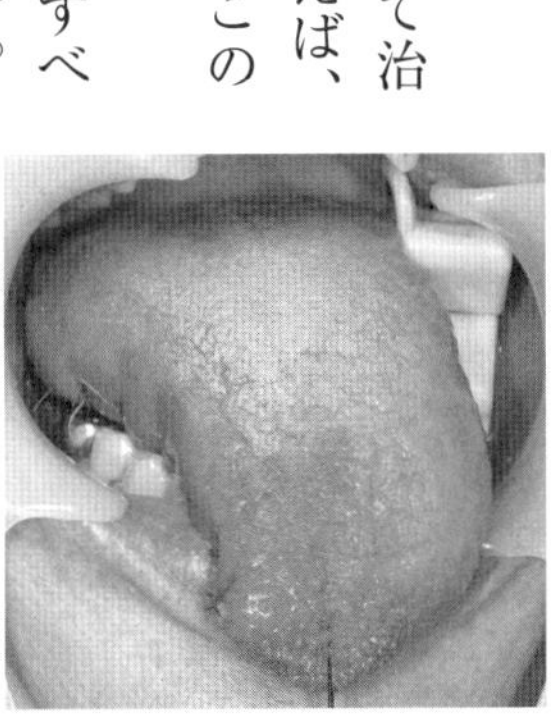

部分切除後に縫縮した舌

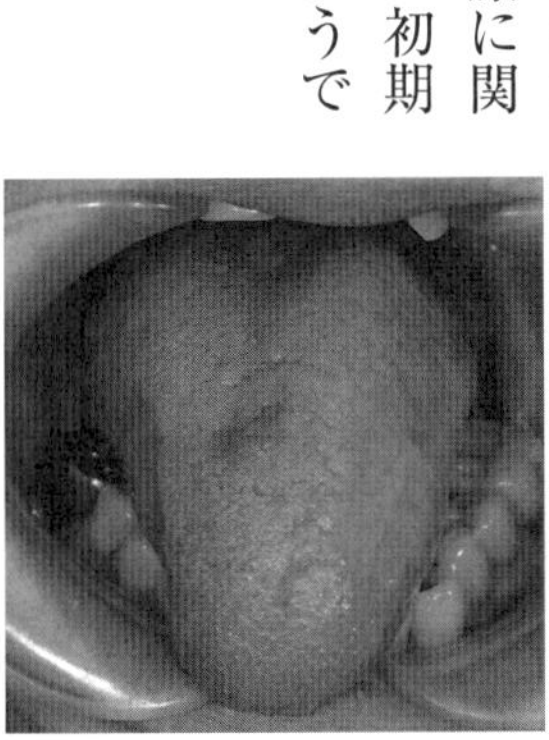

右の写真の術後、4カ月が経過した舌

口のがんを予防するには

がんの予防には、一般的に1次、2次、3次予防の3つがあります。

がんにならないための1次予防は、日常的にある危険因子をできるだけ取り除くことで、口腔がんに関しては、喫煙と飲酒をやめたほうがよいでしょう。

世界にはさまざまなタバコの習慣があり、かみタバコや特殊な喫煙方法によって、口腔がんが高確率で発生している国もあります。幸い日本では、かみタバコの輸入が水際で阻止されていますので、口腔がんは「希少がん」として位置づけられています。

がんによる生命の危機を最小限に食い止める2次予防では、一般の歯科診療所で口腔がんを早期に見つけることが、費用対効果の高いものと考えられます。大学病院と歯科医院とで連携して行うがん検診が、さまざまな地域で試みられています。

がんサバイバーの患者さんが、第2がんにならないようにする、あるいは第2がんを早期に治療するのが3次予防です。口腔がんは2度、3度と発症することがありますので、最初の治療後からできる限り長期に観察を続け、多発するがんの早期発見に努めています。

図表5 かみタバコの輸入はNO!

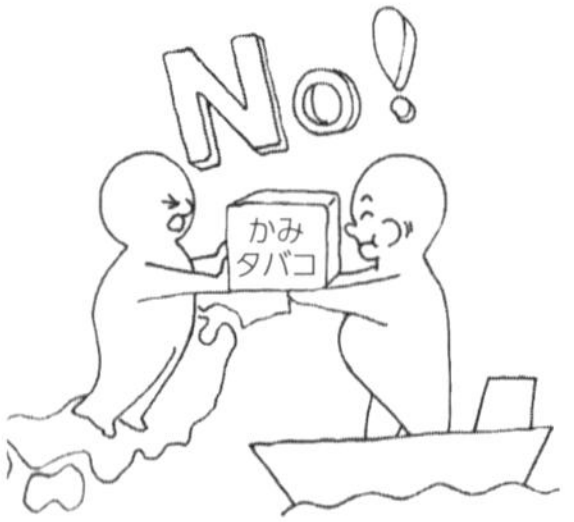

今まで多くの口腔がんの患者さんに出会い、その方々から多くのことを学び、教えられました。共にがんに立ち向かってくれた患者さんのひとりひとりに、心からの感謝と敬意を表します。

さまざまな世代の腰痛と背骨のがん

医学研究科整形外科学　教授　村上　英樹

多くの人が抱える腰痛。原因はいろいろですが、腰痛をきたす4つの主な病気を世代別に紹介します。中には「背骨のがん」が原因のものもあります。いずれにしても「ただの腰痛」と甘く見ず、対処することが重要です。

老若男女、みんなが腰痛に悩んでる！

2016年度の厚生労働省の調べでは、国民が感じる自覚症状のうち、腰痛が男性では1位、女性では2位で、男女合わせた合計でも1位となっています。

小学生の子どもにも起こるものから、高齢者に多いものまで、さまざまな種類の腰痛があります。

学童期は背骨の疲労骨折から腰痛に！

痛みがあるのに無理にスポーツを続けると、後の障害につながることがよくあります。

その一例が「腰椎分離症《ようついぶんりしょう》」。「痛みに耐えてよくがんばったね」では済まされません。一生、腰痛とつきあうことになり、年を取ってからは、背骨が神経を圧迫する原因にもなります。

多くの場合、小学校から高校時代に起きた背骨の疲労骨折が原因となります。背骨は椎骨《ついこつ》という骨が連なってできていますが、椎骨背中側のねもとの「椎弓《ついきゅう》」と呼ばれる部分で折れやすく、過度の負担がかかると疲労骨折を起こします(図表1)。足を高く振り上げるシュートの姿勢が、背骨への大きな負担となることから、サッカー選手には特に多くみられます。

骨折の状態によって痛みは異なりますが、時間が経つと治まることが多く、「ただの腰痛」と、病院にも行かずに放置する人がほとんどです。しかし、放置して背骨に負担をかけ続けると腰椎分離症(写真1)になります。こうなると、背骨はもう二度と元に戻りません。

腰椎分離症を引き起こす疲労骨折を初期段階で見つけるのは、以前は非常に困難でしたが、今ではＭＲＩ(磁気共鳴画像装置)による診断が可能です。

写真1　腰椎の側面レントゲン

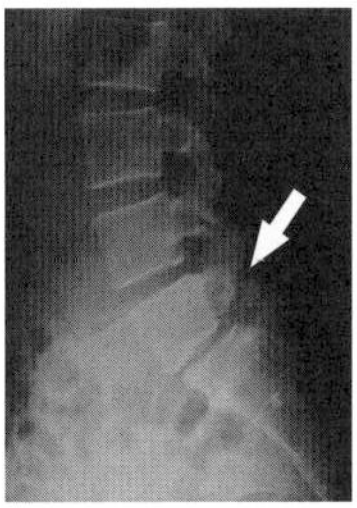

矢印の部分のギャップが椎弓の分離部

図表1　疲労骨折が起きやすい場所

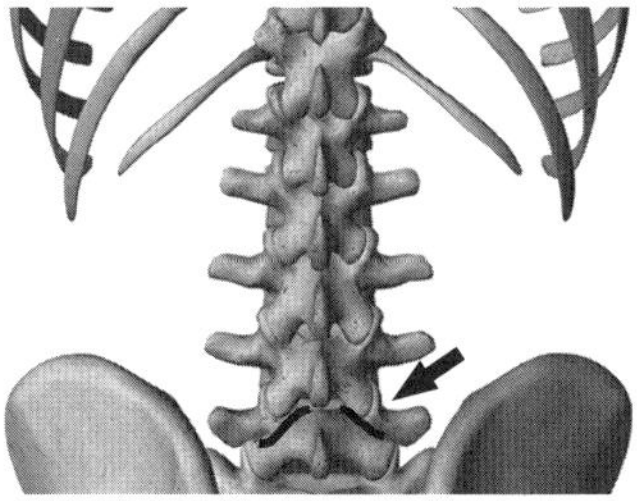

矢印が椎弓の疲労骨折部

疲労骨折は、プラスチック製のコルセットを3カ月間、常時着用することで治療できます。大概はこれで、腰椎分離症にならずに済みます。

スポーツをがんばっているお子さんに3カ月休めと言うと、特に親御さんが難色を示すことが多いのですが、私はいつも「腰痛で試合を休む選手のほとんどが腰椎分離症です。これからもスポーツを続け、腰痛に苦しまないためには今が大切なのですよ」と説明しています。

スポーツに励む少年少女の皆さんは、腰が痛いと思ったら、痛みをがまんせず、病院で診察してもらいましょう。疲労骨折が判明したら、しっかりと休むことが大切です。そのときは練習できなくても、腰椎分離症を予防することが、選手として大成する近道になる場合も少なくありません。

なお、疲労骨折を起こしやすいのは、体が硬い子どもです。太ももの裏の筋肉を柔らかくすることで、リスクを減らすことができます。

成人はやっぱり椎間板ヘルニアに注意!

42歳の男性から質問を受けました。

「先日『腰椎椎間板《ついかんばん》ヘルニア』を患い、入院しました。3年前にも入院しており、今回は再発です。

1回目よりも症状は軽かったのですが、退院後も長く歩き続けると、少し腰が痛みます。3度目の発症を防ぐには、どうすればよいでしょうか。日常生活で心がけることがあれば教えてください」。

背骨の骨と骨をつなぐクッションの役割を果たす、椎間板。中央には柔らかいコラーゲン（髄核《ずいかく》）があり、その周りを線維が取り囲んでいます（線維輪）。

椎間板ヘルニアは、この線維輪に加齢や衝撃などで亀裂が入り、そこから髄核や傷んだ線維輪の一部が張り出して、神経を圧迫することで生じます（図表2）。重い物を持ち上げる、スポーツで腰をひねるなどの動作が、よくきっかけとなります。

典型的な症状は、腰痛、または足にひびく坐骨神経痛。どちらが主な症状かによって、対処方法や治療法が変わってきます。

腰痛は、椎間板の傷が原因で起こります。一度傷んだ椎間板は、なかなか元には戻らず、劇的に効く効果的な治療法はまだありません。

しかし、安静にすれば改善することが多く、症状がおさまった後は、予防を心がけながら腰痛とつきあっていくことになります。

坐骨神経痛は、傷んだ椎間板が神経の通り道に突き出て、神経を圧迫することから生じます。

飲み薬やリハビリ（牽引《けんいん》や温熱治療、電気治療、マッサージ）、ブロック注射などでの治療を行い、7～8割の患者さんは症状が徐々に改善します。

写真2

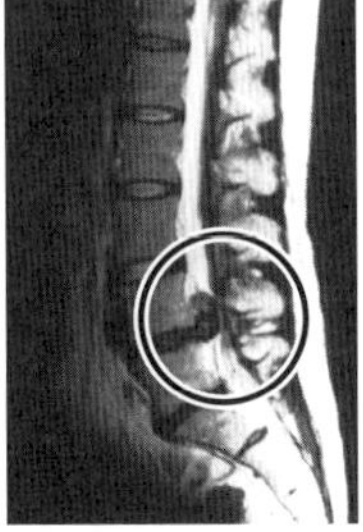

第4/5腰椎間に
椎間板ヘルニアが
認められます

図表2

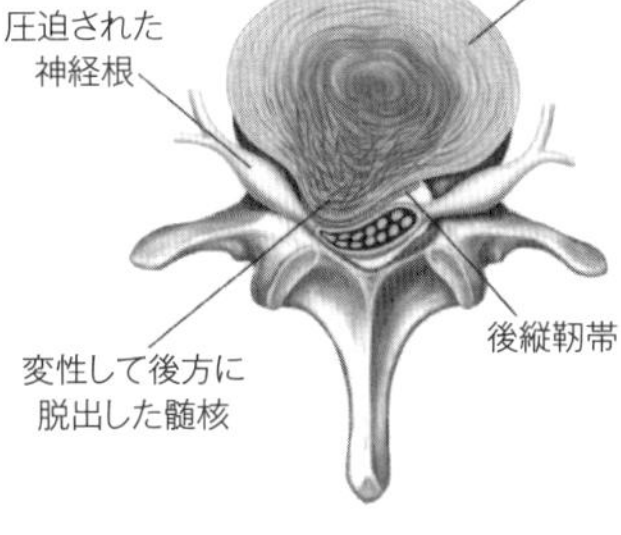

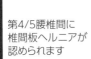

それでも痛みが続く場合は、突き出た箇所を取り除く手術に踏み切るのも、選択肢のひとつ。手術以外の治療では治療期間が長くなりがちなため、仕事や家事、勉学に支障をきたすような場合は、確実に早く治すことのできる手術を検討してもよいでしょう。足のまひや排尿の障害があるといった重症例では、できるだけ早く手術をしないと、足にまひが残ることもあります。

近年は内視鏡や顕微鏡による手術が主流になり、傷痕は小さく、入院期間も1週間ほどと、体への負担が少なくなっています。

最初の42歳男性は、入院で坐骨神経痛は軽快したものの、傷んだ椎間板による腰痛が残っている状態と考えられます。

規則正しい生活を心がけるのはもちろん、腹筋と背筋をバランスよく鍛える、重い物を急に持ち上げない、中腰の姿勢を長時間とらない、などの点に注意しながら、腰痛と上手につきあっていくとよいでしょう。

図表3 椎間板ヘルニアによる腰痛の予防方法

- ●規則正しい生活を心がける
（睡眠不足やストレス、疲労は腰痛の原因に）
- ●腹筋と背筋をバランスよく鍛える
（背筋だけではなく腹筋も重要）
- ●重い物を急に持ち上げない
（持ち上げるときはひざを曲げ、ひざの力で持ち上げましょう）
- ●中腰などの同じ姿勢を長時間とらない
（途中で体操を入れて、腰の筋肉をほぐしましょう）
- ●喫煙、過度の飲酒を控える
（喫煙で椎間板は傷みやすくなり、飲酒は炎症を促します）
- ●腰を冷やさない（腰の筋肉への血行が悪くなります）
- ●体重を減らす
（肥満は腰の骨の曲がりを大きくし、腰痛を引き起こします）

高齢者は知らない間に背骨がつぶれる！

昔話の絵本には、背中が曲がったおばあさんがよく登場します。

実はこの姿は、「骨粗しょう症」の典型的な症状のひとつです。背骨がつぶれて、背中が丸くなってくるのです。

骨粗しょう症によってもろくなった背骨は、圧迫されると簡単につぶれてしまいます。いすに腰かける、前かがみで物を拾う、バケツを持ち上げるなど、何気ない動作が原因となり、通常は腰や背中に激痛がありますが、ほとんど痛まないという人もいます。まったく知らない間に、骨折してしまっていることもあるのです。

この背骨の圧迫骨折は高齢者に非常に多く、70～75歳では4人に1人、80歳以上ではなんと2人に1人が起こしています。痛みがなかったとしても、弊害がいろいろとあるので注意が必要です。

背骨が曲がってくると、胸や腹の内臓が圧迫され、消化不良や便秘になったり、胃液が食道に逆流して胸焼けを起こしたりします。また、背筋が曲がることで、体の重心が前方に傾き、それを支えようとするひざや股関節にも負担がかかります。

さらに、曲がった背中が人目に触れるのを気にして、外出を嫌がる人もおり、引きこもりの原因になってしまうこともあります。背骨の変形は、治りにくい腰痛の原因にもなります。

圧迫骨折の治療は、安静にするか、ギプスやコルセットで固定するのが一般的です。しかし、痛みは取れるものの、一度曲がった背中は元には戻りません。背骨には多くの負担がかかり、ほかの部分も圧迫骨折しやすくなってしまいます。

この悪循環を断ち切る画期的な治療法があります。強い痛みが数週間以上続く患者さんに対する「経皮的椎体形成術（ＢＫＰ）」という方法で、つぶれた背骨に太い針を刺し、針の先端で風船を膨らませます。その後、風船をしぼませて抜き、空間にセメントを注入します。これで骨折した部分が安定します。

この方法では、曲がった背骨を少し伸ばすことができるため、背中の曲がりも改善されます。日本でも広く行われるようになってきた手術で、背骨の圧迫骨折の患者さんにとって大きな福音となっています。

圧迫骨折の予防として、骨粗しょう症の治療以外に私が勧めるのが、背筋の強化です。姿勢をよくするだけでも、背筋を鍛える効果があります。

晴れた日にはよい姿勢で散歩をしてみましょう。重いものを急に持ち上げないよう、注意することも大切です。

え!?背骨にがんが転移?

背骨にできるがんも、腰痛の原因となります。「背骨にがんなんてできるんですか?」とよく聞かれますが、背骨にできるがんのほとんどは、ほかの場所にできたがんが転移したものです。

実は、背骨は肺、肝臓と並んで、がんがよく転移する三大部位のひとつです。

写真3

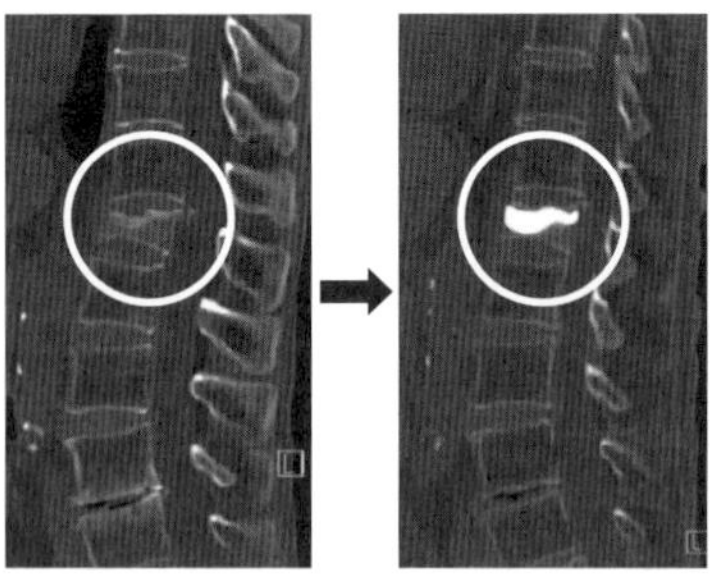

第1腰椎の圧迫骨折　セメント注入後のCT

がんの中でも前立腺がん、乳がん、腎がん、甲状腺がん、肺がんは高い頻度で、背骨に転移します。

最近のがん治療の進歩はめざましく、患者さんが長生きできるようになりました。それに伴い、背骨への転移が急激に増えています。

ただし、背骨に転移した患者さんも、長生きできるようになっています。これまでは「がんが背骨に転移すれば、末期でもう手遅れ。あとは痛みを和らげて、死を待つだけ」というのが常識で、多くの患者が主治医から見放されていました。しかし今では、背骨に転移しても、がんを丸ごと切除して完治させる手術（根治手術）で命を救えるケースが増えています。

腎がんと甲状腺がんからの転移は特に、抗がん剤や放射線治療の効果がほとんどなく、手術による切除が一番の治療法です。しかし、中途半端に切除すると、すぐに再発してしまいます。早い患者さんではたった1カ月で再発します。

背骨にがんが再発すると、もうお手上げです。最初の手術でがんを完全に丸ごと取り除くことが、最も重要です！

がんの背骨を丸ごと取り除く手術を、世界に先駆けて開発したのが、私の恩師である金沢大学名誉教授の富田勝郎先生です。この手術は、「腫瘍脊椎骨全摘術」と名付けられました。２００３年に先進医療に認定され、今では保険適応になっています。10年4月には、テレビ朝日の番組『たけしのみんなの家庭の医学』で

図表4　次世代腫瘍脊椎骨全摘術

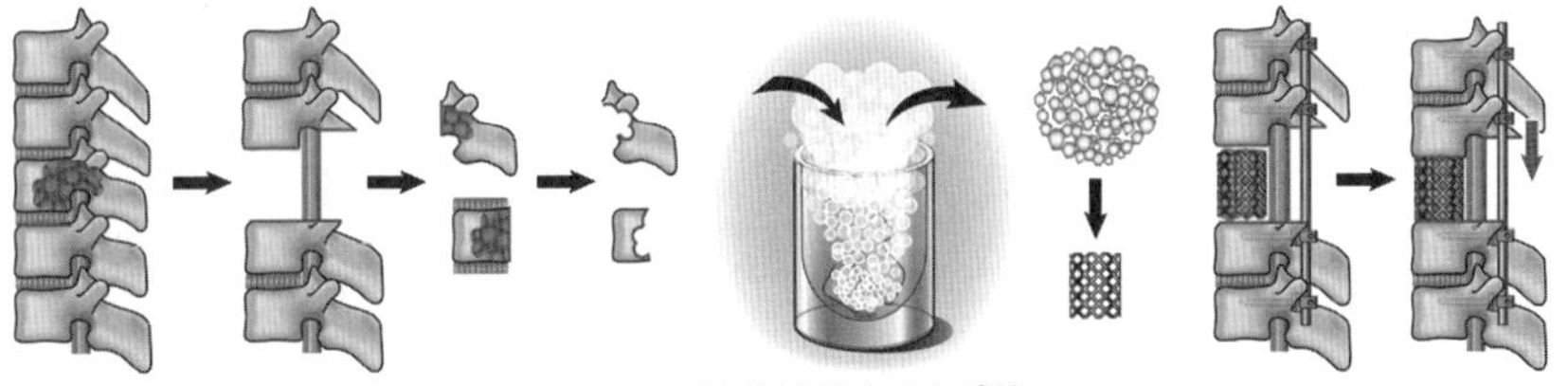

〝奇跡の手術〟として紹介されました。

私は、富田先生のもとでこの手術を勉強し、今ではこの手術が専門。日本でもっとも多くの経験があります。約8時間もかかるこの手術を、輸血せずにすることができるのは名市大病院だけです。

さらに私は、同時に全身のがん免疫治療も期待できる、新しい手術を開発しました。それが「次世代腫瘍脊椎骨全摘術」です。この手術では、背骨のがんを全摘出し、摘出した背骨をマイナス196℃の液体窒素で凍結、がん細胞を死滅させて、再び患者さんの背骨に戻します（写真4）。するとがん免疫が全身で増強されるという、まさに一石二鳥の手術です。

この手術が絶望の淵にある患者とその家族に、生きる希望と治療への勇気を与えてくれることを強く感じています。

背骨にがんが転移しても、決して末期でも手遅れでもありません。名市大病院にご来院いただければ、まだまだ元気に生きるチャンスがあるかもしれません！

写真4　腫瘍脊椎骨（第2腰椎）を全摘した後のレントゲン

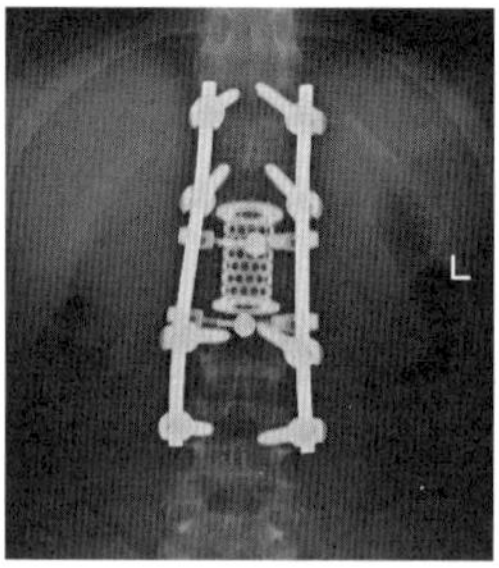

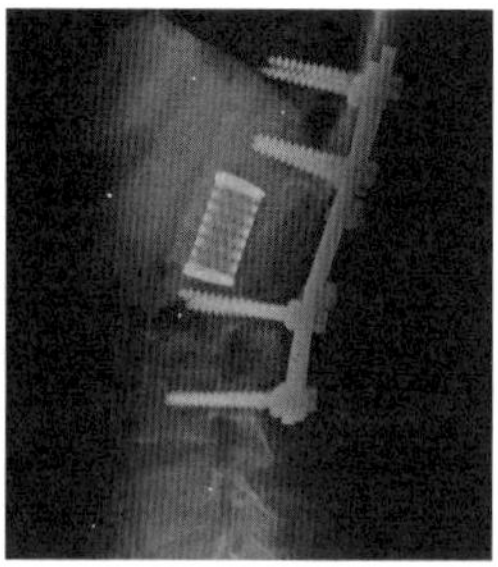

大きく変わった手術前後の患者管理

名古屋市立大学 名誉教授／三重北医療センター センター長 竹山 廣光

「手術の後はベッドで安静に」「手術の前は絶食絶飲」「手術の後はしばらく経鼻チューブ」…そんな医療の「当たり前」が今、見直され、手術のあり方が変わってきています。医療においても、先入観や思い込みの検証が重要です。

医療の「当たり前」が実は不合理なことがある

「ドグマ」とは、ある宗教で認められた真理のことで、「従わなければならないもの」「絶対的な考え」として、信者を強い意味合いで拘束するものとされています。証明なしに正しいとされてきた意見・考えが、その原理や原則、またはある判断に固執し、ほかを受け入れない様を、「ドグマ的」といいます。

医療には、この「ドグマ」が多いといわれていて、伝統的な手術管理でも、一見正しく妥当だと思えるものが、検証してみると不合理だった、ということが少なからずあります。

たとえば、「手術の後は安静にしなければならない」、「2、3日はベッド上で過ごすべきだ」というもの。大きな手術の後は安静にするのが真理であると、疑うことなく従ってきましたが、実はこれが大きな間違いだったことがわかってきました。術後に早く離床すると、合併症が増えることなく回復が進むことが、実際に証明されています。

最近の10年間では、手術前後の管理について次々とドグマが発見され、新たな証拠によって、手術管理は大きく変化しています。これらはまとめて「術後回復促進策（ERAS）[※1]」と呼ばれ、多くの手術でガイドラインがまとめられ、手術治療の経過や結果とコスト削減が大幅に改善しています。

革命的、劇的な内容で、パラダイムシフトともいえるERASの変化について、その歴史と現状を紹介していきます。

術後の回復向上を目指したファスト・トラック・サージェリー

デンマークの医師・ケーレトは、20世紀後半から「ファスト・トラック・サージェリー（Fast-Track Surgery：手術から早期回復するための方策）[※2]」を次々と発表しました。

伝統的な手術のあり方を見直し、ドグマを捨て、科学的に検証されたより合理的な改善策を取り入れることで、患者さんの大幅な回復と、手術の安全性の向上

※1 ERAS
enhanced recovery after surgery（術後回復力強化対策）の略。登録商標。
ファストトラックサージェリーの考えを引き継いだプログラムで、術後回復力強化対策を多様な方法で、多職種によるチーム医療として実践するもの。2001年に欧州で提唱され、世界各国に広まった。

※2 ファスト・トラック・サージェリー
手術を予定されている患者の、ケアに使用されるさまざまな技術を組み合わせたもの。局所麻酔、痛みの制御、早期に経口栄養をはじめること、および外来からの積極的な術前・術後リハビリテーションなどが含まれる。これらのアプローチの組み合わせは、手術ストレスに対する生体応答と臓器機能の障害を減少させ、それにより、回復に必要な時間を大幅に短縮する。

が見込めると、ケーレットは提言しています。

ファスト・トラック・サージェリーの基本方針は、①術後早期から動く、②早期に食事を開始する、③十分に痛みを取り除く、の3点です。

この方針では、手術後に病室に戻り、麻酔から目覚めたら、まず座ってみる、座れたら立つ、立てたら歩く…というように、ベッドで安静にすることを必要としません。むしろ、もっともよくないことだと強調しています。

かつては、手術後の長期間、患者に経鼻チューブを入れ続け、いつ抜くべきかをとても慎重に検討していました。経鼻チューブは患者さんにとって、ストレスが強く不快で、早く抜いてほしいものです。しかし伝統的には嘔吐《おうと》を懸念し、手術から2~3日経って、胃からの逆流が減り、ガスが排出され、腸管の動きが活発であることが腹部の聴診で確認されてから、チューブを抜いていました。

今では、嚥下《えんげ》機能に問題がなく、腸閉塞《へいそく》の危険がなければ、麻酔から覚醒後すぐに、または手術室から戻り次第、チューブを抜くように変わってきています。チューブを抜いて早くから食事を開始できるようにすることで、腸管機能の回復が促され、誤嚥《ごえん》などによる肺合併症が低下することもわかってきています。

腸管を切除し、再びつなぐ手術では、まれに縫合《さいごう》不全が生じ、つないだ部分から内容物が漏れます。放置すれば重大な合併症になり得るため、外科医にとってはもっとも気をつけなければいけない合併症といえます。

これを避けるため、術後数日間は絶食し、点滴で栄養を補給して、腸管を安静に保っていました。腸管を通るものが少なければ、縫合不全を予防できると考えていたためです。しかし、心配すればするほど、食事の開始は遅れ、点滴の期間が長くなります。その結果、筋肉が消耗し、やせ、傷の回復は遅れ、免疫の低下につながっていました。

今では、早くから食事を再開することや腸から栄養を摂ることで縫合不全が増えることはなく、むしろほかの合併症を減らすことができるとわかっています。腸管を早くから使い、絶飲食の期間を短縮することが、早期回復のポイントのひとつといわれるようになりました。大腸手術などでは、可能な限り術後24時間以内に食事を開始するようになってきています。

世界に広がったERAS

2001年、ヨーロッパ静脈・経腸栄養学会（ＥＳＰＥＮ）の主たるメンバーだった、イギリスのフィアロン氏とスウェーデンのリュンクヴィスト氏らを中心に、手術管理について検証する研究会がスタートしました。05年にはフィアロン氏による代表的な論文が発表され、10年には研究会が「術後回復促進学会」に移行し、多くの情報を発信しています。12年には、大腸手術に対する初めてのＥＲＡＳガイドラインも発表されました。

フィアロン氏はＥＲＡＳの主要メンバーであるだけでなく、がん悪液質[※3]の研究で国際的な名声を確立した、才能あふれる有能な外科医でした。多くの賞に輝きましたが、残念なことに16年、55歳の若さで亡くなりました。

私はＥＳＰＥＮの講習会で、フィアロン氏の講義を受けたことがあります。その際に、「ドクタータケヤマ、君のところではいつ経鼻チューブを抜くのかね？」と質問されました。できるだけ丁寧に答えたほうがいいと思い、「排ガスがあり、腸蠕動《ぜんどう》を確認してから」と答えたところ、彼が突然怒りだし、「伝統的な医療にとらわれていてはいけない。そもそも経鼻チューブは必要ない。あなたたちは変化しなければならない」、こう叱咤《しった》激励されたことをよく覚えています。

ドグマにとらわれることなく、エビデンス（証拠）に基づいたさまざまな方策を活用し、より安全に早期回復を促すプログラム・ＥＲＡＳは、急速に広がり、今や世界中に受け入れられています。

ここ数年、毎年５００件前後の論文が世界中から発表され、さまざまな手術でＥＲＡＳガイドラインは整ってきています。最初に確立されたのは大腸手術のガイドラインなので、これを例に紹介していきます。

ＥＲＡＳの介入項目は、術前、術中、術後に分けて提言されていますが、ここでは、患者さんに直接関わる術前の取り組みを中心に、説明していきます。

ＥＲＡＳは、医師、看護師、薬剤師、栄養士、社会福祉士、リハビリテー

図表1　ERASプロトコル

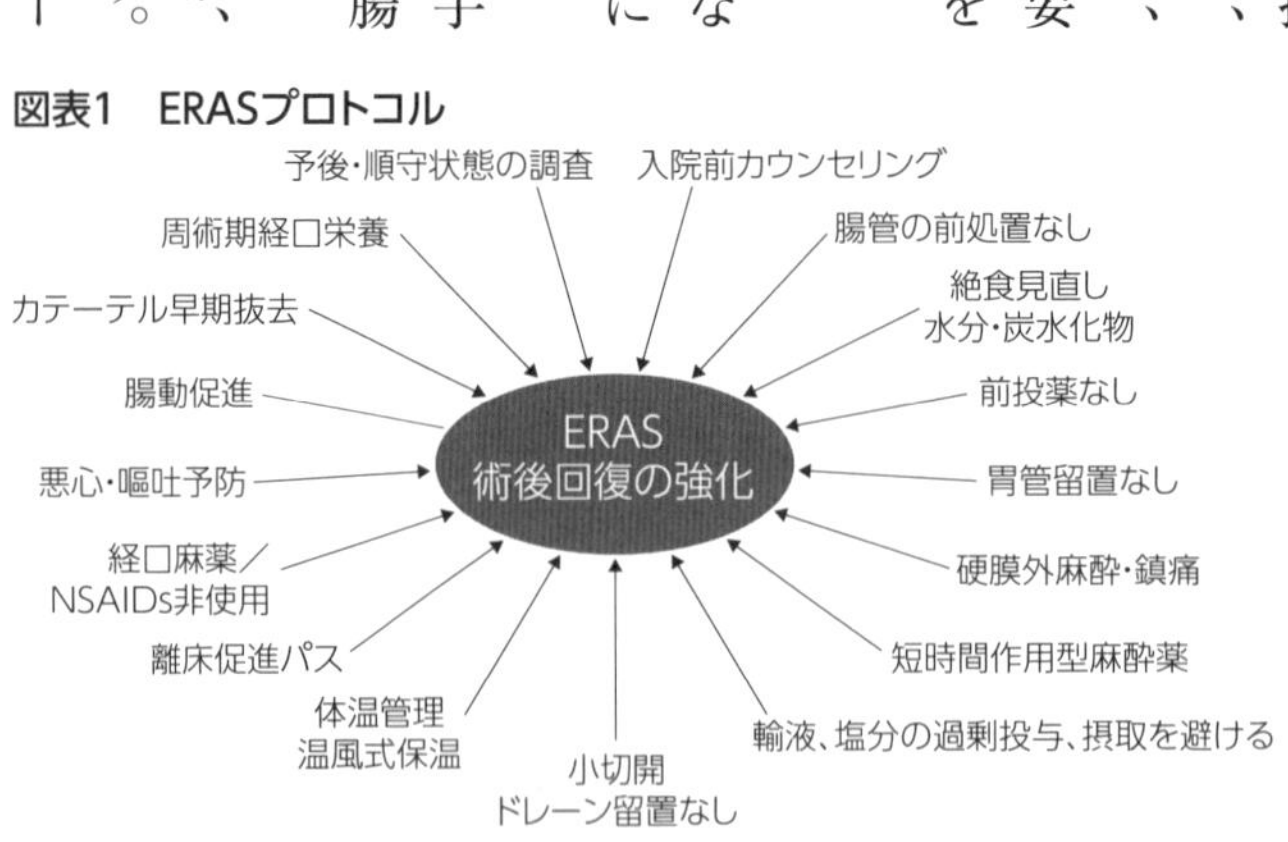
ERAS
術後回復の強化
予後・順守状態の調査
入院前カウンセリング
腸管の前処置なし
絶食見直し
水分・炭水化物
前投薬なし
胃管留置なし
硬膜外麻酔・鎮痛
短時間作用型麻酔薬
輸液、塩分の過剰投与、摂取を避ける
小切開
ドレーン留置なし
体温管理
温風式保温
離床促進パス
経口麻薬／
NSAIDs非使用
悪心・嘔吐予防
腸動促進
カテーテル早期抜去
周術期経口栄養

※3　がん悪液質
骨格筋量が持続的に減る（脂肪量減少の有無は問わない）多因子性の病気。通常の栄養サポートでは完全に回復することができず、進行性の機能障害に至る。

ションに関わる専門家など、多職種が連携するチーム医療として実践されます。術前のERASは、安全性を向上させ、結果的に手術治療成績を改善することができます。

手術前のカウンセリング

手術を受けることになれば、病気の重さ、家族や仕事のことなど、さまざまなことで不安になります。手術や麻酔に対する恐怖もあるでしょう。どうしたらその不安を軽減できるのでしょうか。

そこで重要なのが、最初に術前カウンセリングを行うことです。

まず、外科医、麻酔科医が手術や麻酔について十分に説明します。次に術前、術後の食事や痛みの管理、リハビリテーションなどについてお話しし、退院までの流れを全体的に把握してもらいます。

患者さんの性格など心理的特性に配慮し、気分や態度をはかりながら、いいタイミングで行っていきます。必要なら何度でもカウンセリングします。パンフレットやウェブ

図表2　入退院支援の推進

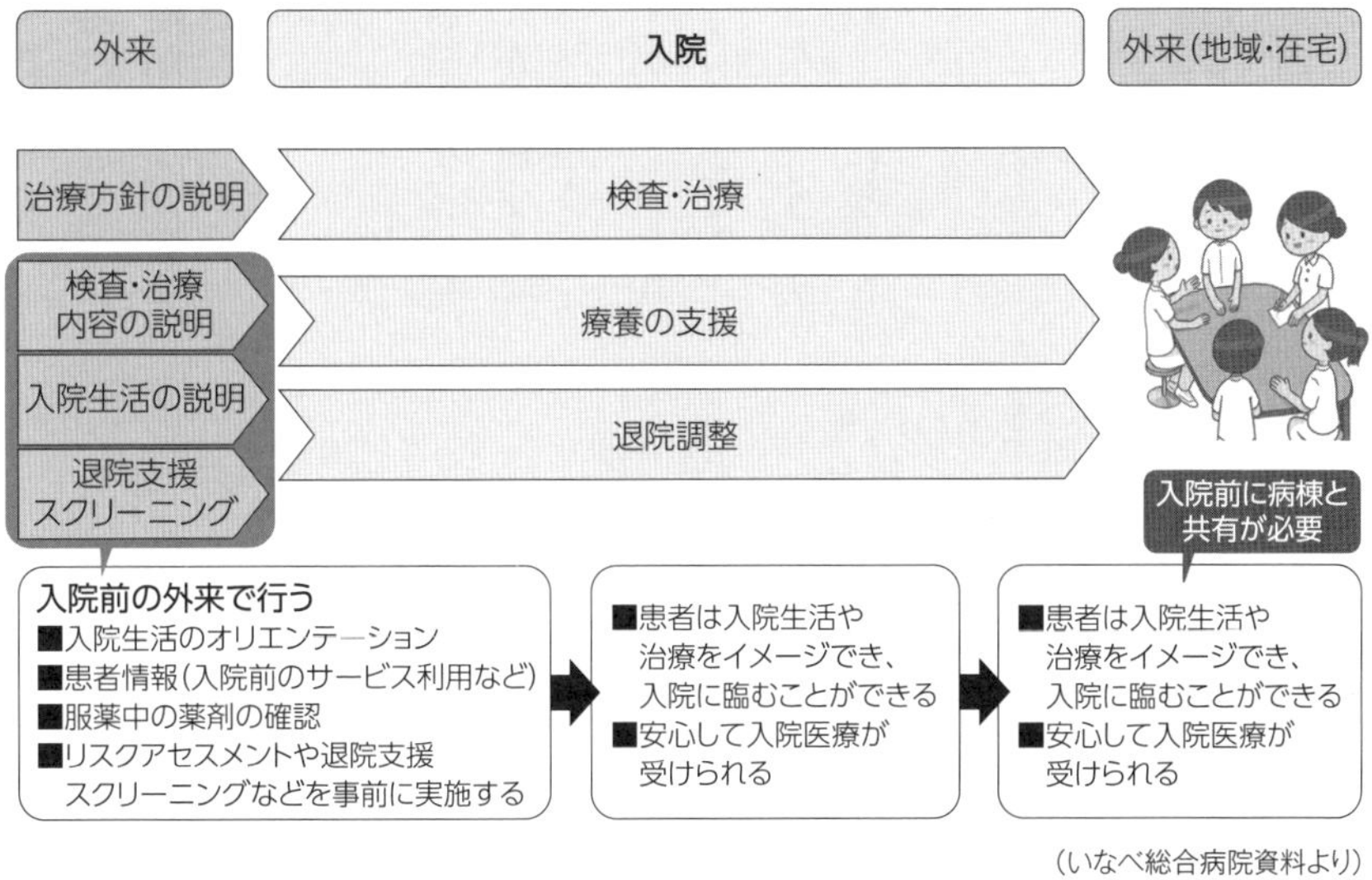
外来
入院
外来(地域・在宅)
治療方針の説明
検査・治療
検査・治療内容の説明
療養の支援
入院生活の説明
退院調整
退院支援スクリーニング
入院前に病棟と共有が必要
入院前の外来で行う
■入院生活のオリエンテーション
■患者情報(入院前のサービス利用など)
■服薬中の薬剤の確認
■リスクアセスメントや退院支援スクリーニングなどを事前に実施する
■患者は入院生活や治療をイメージでき、入院に臨むことができる
■安心して入院医療が受けられる
■患者は入院生活や治療をイメージでき、入院に臨むことができる
■安心して入院医療が受けられる

(いなべ総合病院資料より)

サイトなどからの情報をお見せして、不安や恐怖を軽減することもあります。

術後、早期に口からの食事を再開することや、早くにベッドを離れることがいかに大切であるかも、しっかり説明します。そうすることで合併症が減り、回復を早められることを理解していただくことが重要です。

また、喫煙は手術の合併症を引き起こす危険因子とされています。タバコは肺、心臓、免疫機能に影響し、傷の治りを遅くします。術後肺炎や心筋関連など、複数の合併症も大きく増加しますので、手術前後はすべての患者さんが禁煙する必要があります。

喫煙の影響に対し意識が希薄で、禁煙に強く抵抗する人もいますが、しっかりと説明するようにしています。手術はむしろ、禁煙を達成する絶好の機会です。

アルコールが手術時の神経内分泌反応を悪化させることもわかっています。大量に飲酒すると、合併症が起こりやすくなります。手術の4週間以上前に喫煙とアルコールを中止することで、合併症が重症化しにくくなります。

術前リハビリテーション（プレハビリテーション）

術前に行うリハビリテーションを「プレハビリテーション」[※4]と呼びます。

手術によるストレスに耐えられるよう、手術前に患者さんの体力を向上させておくことを意味し、具体的には栄養状態の改善、リラクゼーション、睡眠指導、

※4　プレハビリテーション
術前（pre-プレ）のリハビリテーションという意味の造語で、海外ではすでに一般的な概念。術後の合併症を減らし、回復を早めるために、体の動く術前から積極的にリハビリテーションを行うというもの。
プレハビリテーションのプログラムの内容は施設や報告によって異なるが、運動療法（エクササイズ）が中心で、これに食事療法や心理療法、睡眠指導を追加したものが一般的。

運動療法などが挙げられます。さまざまなプログラムを組み合わせて行うことで、合併症を起こりにくくし、術前状態への復帰を早め、入院期間を短縮できるといわれています。

代謝は手術によって著しく高まり、組織と臓器は多くの酸素を必要とし、体力を消耗します。体力を評価するには、普段の活動レベルなどを問診することが重要で、診察による所見だけでなく、身体計測や筋肉量、筋力の評価を行います。

特に高齢化が進むと、有酸素運動の能力と活動レベル、体力が低下している可能性が高くなります。年齢と同様に、筋組織の減少も合併症を引き起こす危険因子です。

体力は、術前4～6週間の適切な運動によって改善できます。有酸素能力を高め、筋肉を増やすようなトレーニング（歩行、スクワット、筋力トレーニングなど）を組み合わせて行うとよいでしょう。

また、栄養不良は、手術後の回復を著しく損なう主要な危険因子です。大手術が予定されている患者には、栄養状態のスクリーニング（栄養評価）が必ず行われます。重度の栄養不良があれば、手術を遅らせてでも、栄養治療を優先して行います。体力が低下していると、回復が遅れ、合併症を招くことにつながるからです。

ただし、栄養をつけても、運動しなければ筋肉量は増えません。術後の肺合併症の減少が実証されているので、術前には呼吸筋を鍛える訓練も行うべきでしょう。

絶飲食の回避

絶食期間を短縮することは、ERASの主要項目のひとつです。

全身麻酔時に嘔吐すると、肺炎や窒息が心配されるので、以前は胃を空にしておくことが望まれていました。手術前の絶飲絶食は長く、手術前日の夕食後から絶飲食するのが一般的でした。翌日の手術までに12時間以上が経過し、飢餓の状態で手術に入ることになります。脳組織は糖しかエネルギーとして使えません。

生体は生命維持に不可欠な脳組織を守るため、血糖値を維持しようとします。まずは、肝臓に蓄えられているグリコーゲンが分解され、糖を供給するのですが、これは半日ほどで大きく減少してしまいます。そこで、手術が始まる頃には、筋肉のタンパク質を分解して生じたアミノ酸から糖をつくり（糖新生）、血糖値を維持するようになります。筋組織の崩壊の始まりです。

手術という大きなストレスが生体に加わると、代謝は急激に進み、エネルギーの要求量が格段に高まります。こうして、

図表3　飢餓時のエネルギー代謝

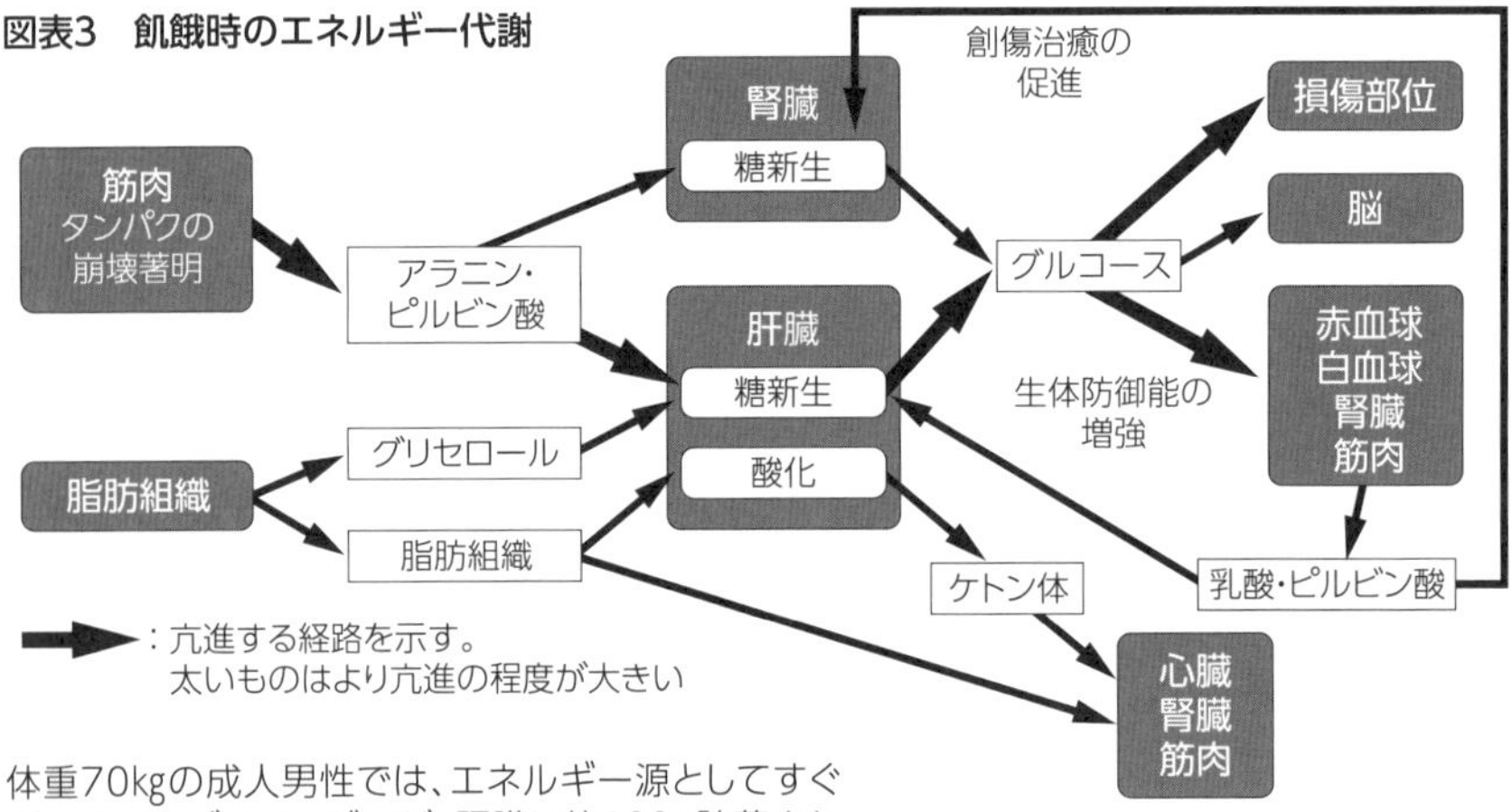

体重70kgの成人男性では、エネルギー源としてすぐ利用できるグリコーゲンが、肝臓に約100g貯蔵されている。これはエネルギー400キロカロリーに相当する量で、約半日分の供給ができる程度。グリコーゲンが減少すると糖新生が亢進する

筋肉の崩壊がどんどん進んでしまうのです。

ＥＲＡＳでは絶食期間を短縮するため、夕食後から寝る前までに、純粋な炭水化物溶液（一般的には12・５％のマルトデキストリン）を８００㎖、手術２～３時間前にさらに４００㎖摂取することを推奨しています。マルトデキストリンは低分子の多糖類で、濃度を高くしても低粘度で甘みも抑えられるので飲みやすく、２時間もあれば胃に残りません。糖質不足を軽減し、手術ストレスに備えることができます。また、手術前に飲み物を摂ることで、不快感や不安の軽減につながる効果もあります。

術前腸管処置

大腸の手術では、ほかの器官より、感染による合併症が多く起こります。そこで、腸管の内容を減らす「機械的前処置」がかねてから行われてきました。この方法はさまざまです。ひとつは下剤を投与し、さらに浣腸《かんちょう》するというもの。欧米では下剤と２ℓ以上の腸管洗浄液を飲むのが一般的とされてきました。ところが多くの研究から、腸管前処置は術後の合併症を減らさないと報告され、ＥＲＡＳでは腸管の前処置は必要なく、排除すべきものという結論に至っています。

ヨーロッパのＥＲＡＳとは矛盾しますが、北米のガイドラインでは機械的前処置を行い、さらに経口的に抗生剤を投与することを強く推奨しています。また、日本でも、北米の例と同様、前処置をまったく行わない施設はほとんどないと思われます。小さな病変の位置や腸管どうしを縫い合わせた部分の確認をするため、術中に内視鏡をすることもあります。腸内に糞便が多ければ、当然手術はやりにくく、まだまだ検討されるべき項目といえるでしょう。

先入観、思い込み、ステレオタイプな観念にとらわれていないか振り返ることは、さまざまな局面で重要です。当たり前に行っていたことや、既に存在する価値観に対して、おかしくはないか、ドグマではないか、と疑問を持ち、見直して新しい証拠を発見し、適応して実施する――。変化を躊躇《ちゅうちょ》していると、進歩することはありません。

一方、ＥＲＡＳの中には信頼度の低いものもあり、条件が異なれば適応できない、というものもあります。変えたことについても、評価・監査を続け、新たなドグマを見逃さないようにしなければいけません。

図表4　ドグマの鎖を断ち切れ

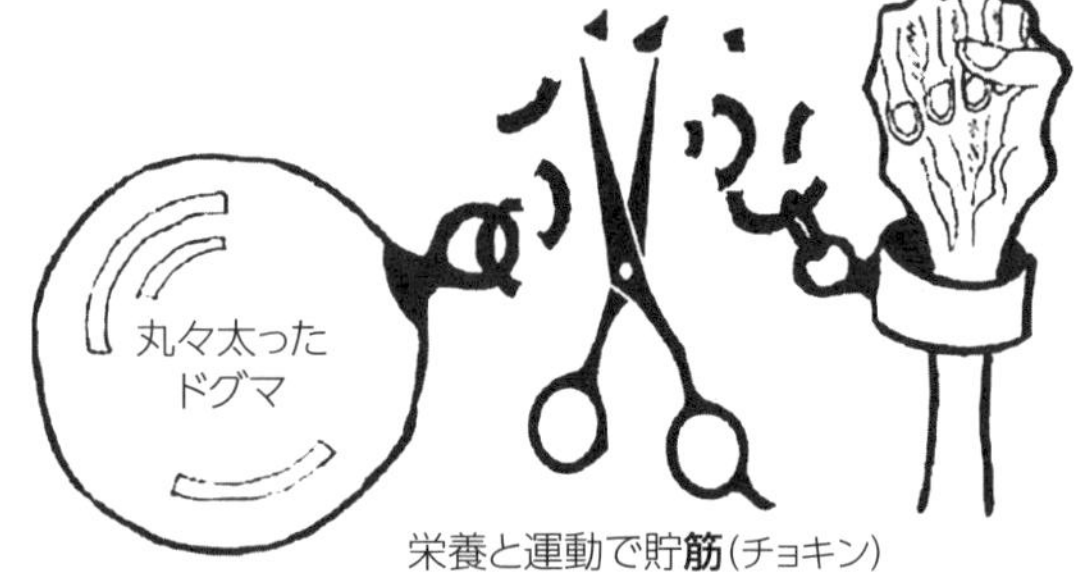

コラム
Column 2

未病を治す ～減塩のすゝめ～

医学研究科准教授　山下 純世

塩は人が生きていくうえで欠かせないものですが、摂りすぎは高血圧を招きます。また、血圧とは関係なく、脳卒中や心筋梗塞を引き起こしたり、胃がん、腎結石、骨粗しょう症の原因となることもあります。

しかし、塩には不思議な魔力があるようです。かつて、塩は貴重品であり、塩をめぐって戦争や革命さえ起こりました。邪気を払い、身を清める効果があるとも信じられ、今でも飲食店の玄関先などに盛り塩をしたり、力士が土俵で塩をまいたりします。

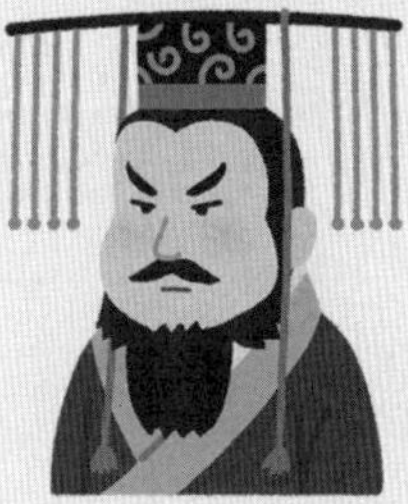

『黄帝内経』は、中国神話の最高神である黄帝が、時の名医たちとの問答で得られた知識をとりまとめたもので、中国最古の医学書と呼ばれます。ここには、「塩からいものを食べすぎると、腎臓を通じて心臓が悪くなり、脈（血液の流れ）が滞る」と書かれています。また、「大きな骨が弱くなる」との記述もみられます。この時代に、現代にも通用する知見が得られていたとは、驚きです。

さらに、「名医は、病気がはっきりしてから治すのではなく、まだ症状を現す前（未病）にその芽をつむものだ」と諭しています。肝に銘じたいものです。

減塩と聞くと味気ない食事を連想するかもしれませんが、天然だしや香辛料、お酢などの酸味を用いると、美味しく減塩できます。また、果物や生野菜に含まれるカリウムは、塩を体の外に排出してくれます。3つのミネラル（カリウム、カルシウム、マグネシウム）と食物繊維をたっぷり摂るDASH食もお勧めです。ちょっとした工夫で楽しく減塩生活をして、病気の予防に努めましょう。

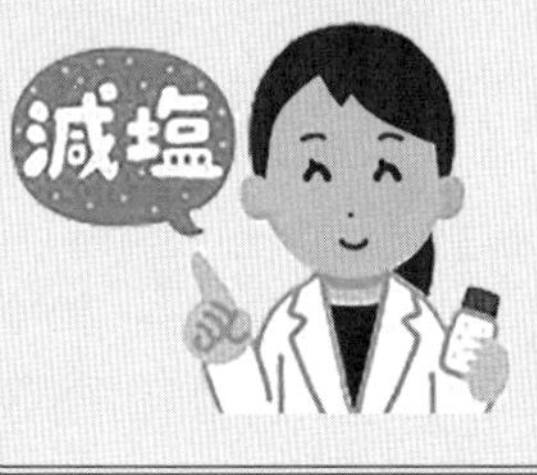

負けてたまるか前立腺がん
―最新の検査・治療で打ち勝つぞ！

医学研究科腎・泌尿器科学　准教授　河合　憲康

前立腺がんの検査診断法、治療法は近年大きく進歩しています。それらの現状と、前立腺がんの特徴、さらに名市大病院で実施している最新の検査、治療法について解説します。

前立腺がんとはどんな病気？ 最新の知見は？

前立腺は、男性だけにある生殖器官です。大きさはクルミ大で、膀胱《ぼうこう》の出口にあり、尿道を取り巻いています。前立腺には、精子の運動や保護に関係する前立腺液（精液の一部）の分泌と、膀胱とともに排尿を調整するという2つの働きがあります。

前立腺の大きな特徴は、「男性ホルモン依存」の器官であるということ。胎児期に前立腺がつくられるのも、思春期以降に発揮する生殖器官としての働きも、老齢で病気を発症するのも、いずれも男性ホルモンの作用によるものです。

前立腺は、解剖学的には、尿道周辺の「移行域」、射精管周辺の「中心域」、被膜近くの「辺縁域」という3つの領域に分けられます。かつては前立腺の内側となる移行域と中心域をあわせて「内腺」、辺縁域を「外腺」と呼んでいました。「前立腺がん」がよく発生するのは「外腺」です（図表1）。

前立腺がんには、5つ危険因子があるといわれています。

①高齢化：高齢になるほど発症しやすくなる
②家族性（遺伝）：父親や兄弟に前立腺がんにかかった人がいる場合、本人も前立腺がんになる確率が高い
③人種：黒色人種に多く、アジア人には比較的少ない
④欧米型食生活：脂肪の多い食事、緑黄色野菜の不足
⑤性生活：早婚、若い頃の頻回の性交、性活動停止年齢が早い

前立腺がんの検査や診断はどんなもの？ 最新の方法は？

一般的に、がんの診断に至るまでには、血尿などの症状が出て病院に行って検査を受ける場合と、症状はないのだけれども、がん年齢になったのでがんがあるかないかをチェックしてみようと「スクリーニング検査」を受ける場合とがあります。いずれの場合も、がんが疑われれば、その部位の組織を採取（「生検」といいます）して調べ、病理医の診断によって確定診断となります。

図表1 前立腺の解剖と前立腺がんの好発部位

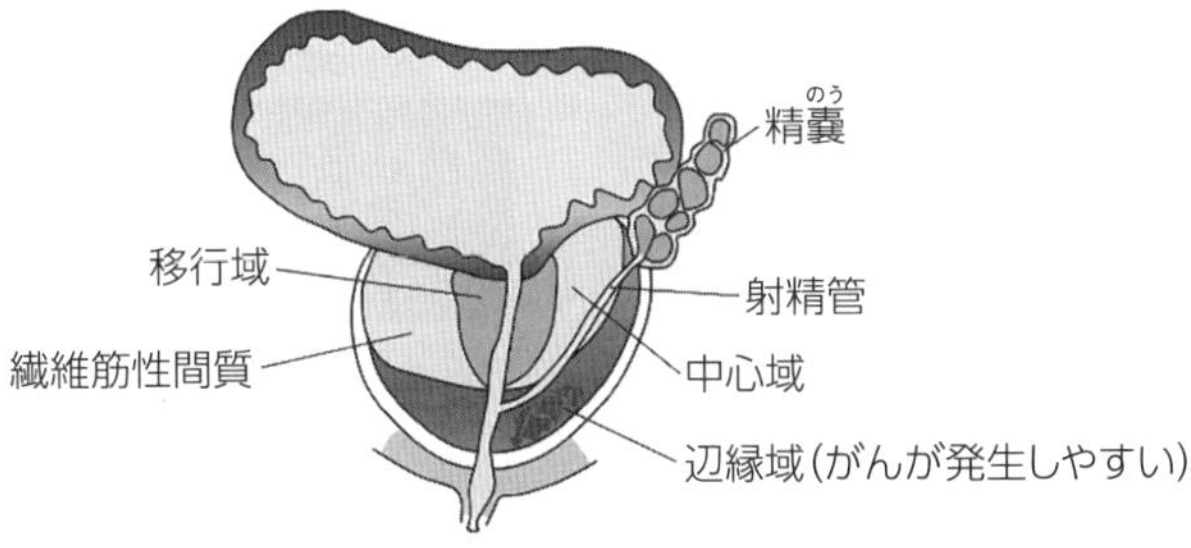

がんと確定診断されたたら、転移があるかないかをチェックして、がんの広がりを確認します。これを「病期診断」といいます。

①スクリーニング検査

前立腺がんのスクリーニング検査には、血液検査（腫瘍マーカー（ＰＳＡ））、直腸診、経直腸的超音波検査があります。

最も簡便で、広く行われているのがＰＳＡ検査です。ＰＳＡは「前立腺特異抗原」と呼ばれる、前立腺でつくられるタンパク質です。日本人男性のＰＳＡ基準値は、64歳以下で３・０ng／ml、65～69歳で３・５ng／ml、70歳以上では４・０ng／mlです。

②確定診断

確定診断には、「前立腺生検」という方法がとられます。直腸からの超音波ガイドのもとで、直腸あるいは会陰から前立腺に針を通し、前立腺組織を採取します。初めての場合は、検査方法としてあらかじめ決められている、辺縁領域を中心とした10～12カ所を穿刺《せんし》します。

近年、「３テスラＭＲＩ」と呼ばれる、さまざまな条件設定のもと、解像度の高い画像を３種類組み合わせて診断するＭＲＩ（ｍｐＭＲＩ）が登場し、診断能力が向上しています。

従来の前立腺生検では、ｍｐＭＲＩで確認した前立腺がんが疑われる部位を術

図表2 MRI-TRUS融合前立腺生検

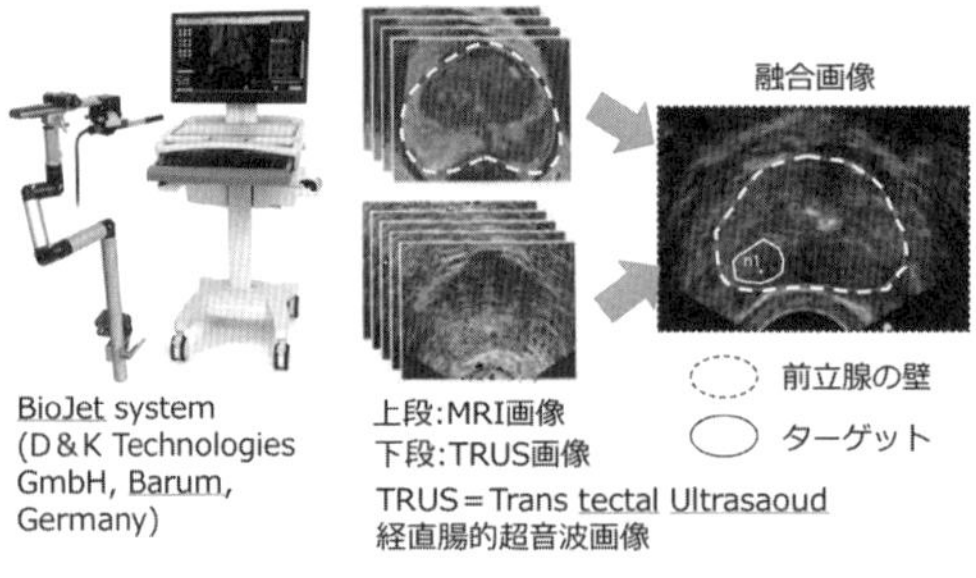

者が頭で覚え、実際の生検時には記憶をたどりながら、直腸からの超音波検査で描出される前立腺に針を刺していました。この方法では、熟練者にしか精度の高い生検ができません。

名市大病院では、ｍｐＭＲＩと直腸からの超音波画像をコンピューターによる画像処理技術で融合して重ね合わせ、針を刺す場所が確実にわかるように術者に示す方法で、前立腺生検を実施しています（図表２）。「ＭＲＩ－ＴＲＵＳ融合前立腺生検」と呼ばれるこの方法で、生検の成績が向上しています。

③病期診断

前立腺がんの広がり（臨床病期）を調べる方法には、ＣＴ、ＭＲＩと「骨シンチグラフィー（以下骨シンチ）」があります。

骨シンチには、「ＢＳＩ」という最新の技術が用いられるようになりました。人工知能により、骨シンチの画像から骨への転移量を算出する技術です。ＢＳＩにより、骨への転移状況の診断精度が向上し、転移の総量も数値化できるようになりました。治療効果の判定にも役立っています。

前立腺がんはどのように治療するのか？最新の治療法は？

前立腺がんの治療には、監視療法、手術療法、放射線療法、内分泌療法（ホルモン療法）、化学療法などがあります。図表３のとおり、診療ガイドラインにが

図表3 前立腺がんの治療方法

<table>
<tr><th>限局性がん</th><th>局所進行性癌がん</th><th>転移性がん</th></tr>
<tr><td>監視療法</td><td></td><td></td></tr>
<tr><td>局所療法</td><td></td><td></td></tr>
<tr><td colspan="2">手術療法</td><td></td></tr>
<tr><td colspan="2">放射線療法</td><td></td></tr>
<tr><td colspan="3">ホルモン療法</td></tr>
<tr><td colspan="3">化学療法</td></tr>
</table>

（日本泌尿器科学会編「前立腺癌診療ガイドライン2016年版」（メディカルレビュー社）より一部改変）

んの状況に応じた治療法が示されています。

「限局性のがん」はがんが前立腺の中にとどまっている状態で、「局所進行性のがん」は前立腺を包む膜（被膜）を越えているものの転移はない、という状態です。「転移性のがん」は遠隔転移が認められる状態です。

それぞれの治療法について、説明していきます。

①監視療法

治療の開始時期を延ばしても命には関わらないと考えられる患者には、定期的に検査を行い、根治的治療を開始すべきタイミングを探ります。

PSA値が10ng／ml以下、限局性がん、陽性コア（針生検でがん細胞の見つかった針）が2本以下、[※1]「Gleasonスコア」が6以下などの症例が監視療法の対象です。

※1 Gleasonスコア
前立腺がんの悪性度を示す指標。6は悪性度が低いことを示す。

②局所療法

前立腺がんのうち、生命予後に関わるのは、腫瘍体積が0・5cc以上のものといわれています。

局所療法は前立腺全体に対する治療ではなく、このようながんのみを治療する方法です。現在では、がんを液体窒素または液体アルゴンによって凍結させる「凍結療法」、あるいは強力な超音波を焦点領域だけに照射し、エネルギーを集束させて組織を凝固壊死《えし》させる「高密度焦点式超音波療法（HIFU）」があります。

③手術治療

前立腺を全摘する手術で一般的なのは、前立腺と精のうをひとつのかたまりとして摘出し、膀胱と尿道を縫い合わせる「根治的前立腺全摘除術」です。開腹術として、約35年前に確立された術式です。

１９９８年には、フランスで「腹腔鏡下前立腺全摘除術（ＬＲＰ）」が開発され、日本でも99年から実施されるようになり、２００６年には保険適用となりました。ＬＲＰでは、炭酸ガスでお腹をふくらませて広いスペースを作り、腹壁に固定した「トロカー」と呼ばれる細い筒からカメラや手術器具を挿入して、手術を行います。標準的な開腹術に比べて視野がよく、拡大画像で見える、出血が少ない、患者への負担が少ない、といったメリットが挙げられます。

一方で、技術に熟練を要するというデメリットもあります。そこで、執刀医が3Dモニター画面を見ながら、内視鏡カメラとロボットアームを遠隔操作して手術を行う手術器機「ダ・ヴィンチ」を用いた「ロボット支援根治的前立腺全摘除術（ＲＡＬＰ）」が開発されました（図表４）。

ＲＡＬＰは、日本では12年に保険適用となりました。名市大病院では11年に国内で先駆けてダ・ヴィンチを導入し、これまでに千例以上のＲＡＬＰを行っています。

④放射線治療

３種類の最新の放射線治療について説明します。

図表4　手術支援ロボットシステム Da Vinci Xi

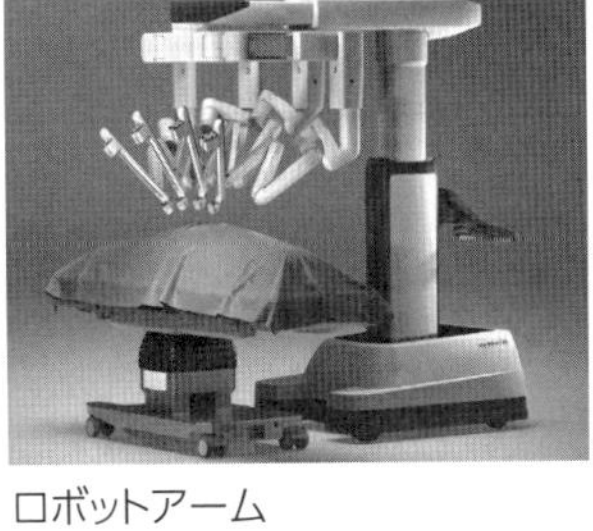
ロボットアーム

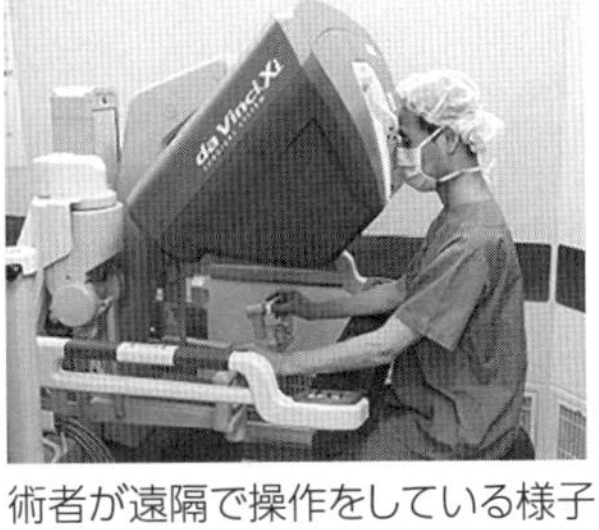

術者が遠隔で操作をしている様子

1つ目は、「強度変調放射線療法（IMRT）」。直腸や皮膚の照射線量を抑えて、前立腺の局所に高線量の照射をする「3次元原体照射（3D－CRT）」という療法がありますが、これをさらに発展させたものがIMRTです。治療装置を移動させて照射を行うため、腫瘍の形状に合わせて高線量を照射し、周囲臓器への線量は抑える、という理想的な照射ができます。

2つ目は「粒子線治療」です。陽子線や炭素イオン線などの荷電粒子線は、体の奥深くで臓器に放射線を与えます。放射線が最も強く当たる点を、「ブラッグピーク」といいます。ブラッグピークをうまく利用することで、周囲の臓器を傷めることなく、体の奥深くにある腫瘍をピンポイントで治療できます。

3つ目は「小線源療法」。前立腺組織内に、放射線同位元素を直接挿入することによって、前立腺を内部から照射し治療する組織内照射療法です。「ブラキセラピー」とも呼ばれます。

⑤内分泌療法（ホルモン療法）

前立腺がんは、男性ホルモンの影響を受けて増殖するので、その働きを抑えて、がん細胞の増殖を抑制するのが、この治療です。

男性ホルモン（テストステロン）は、脳（視床下部と下垂体）からの刺激ホルモンの働きによって、95％が精巣から、副腎でも5％程度が分泌されています。内分泌療法では、大きく2つの方法で、この男性ホルモンの働きを抑え、前立腺がんの増殖を抑えます。

図表5　内分泌療法（ホルモン療法）の仕組み

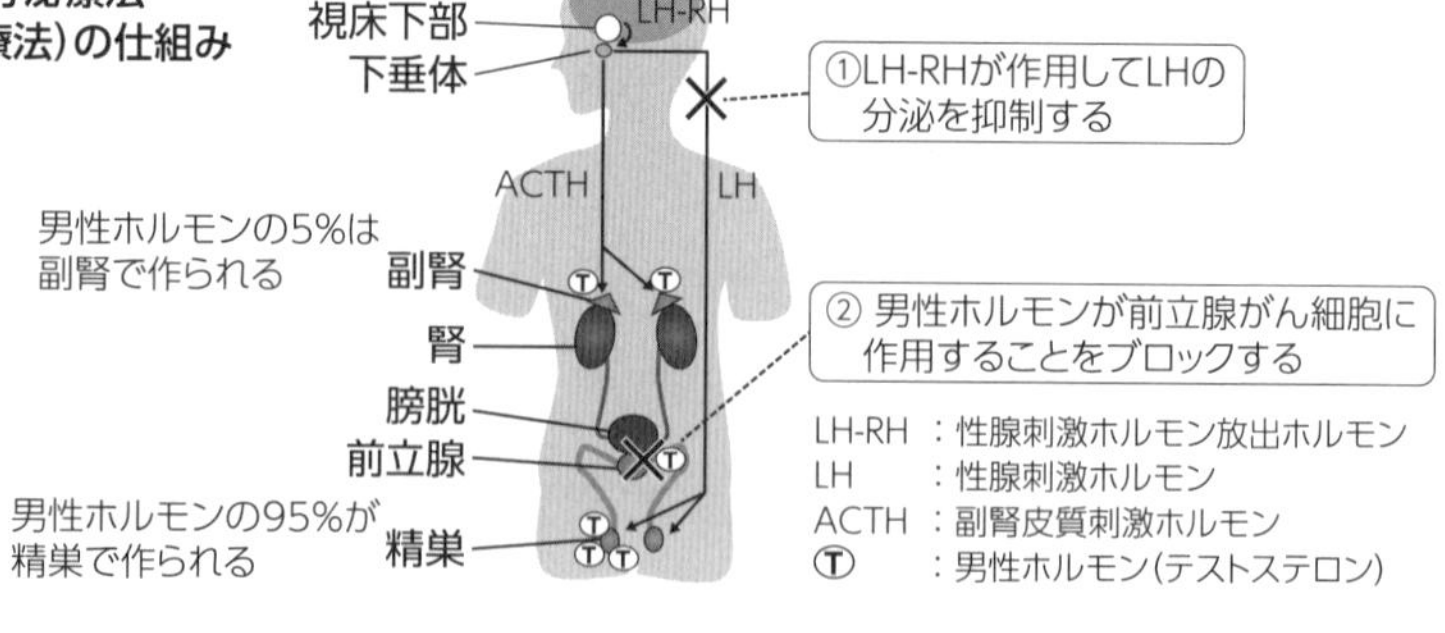

1つは、男性ホルモンの分泌を抑える方法です。薬剤（「LH－RHアナログ」や「アンタゴニスト」など）で精巣での男性ホルモンの分泌を抑える方法と、手術で精巣を取ってしまう方法とがあります。

もう1つは、前立腺細胞内で男性ホルモンが作用するのを抑える方法です。これには、身体の中で男性ホルモンが働くのを邪魔する薬剤「抗男性ホルモン剤」を用います。精巣と副腎の両方から分泌される男性ホルモンの作用を抑えることができます。

実際の治療では、「LH－RHアゴニスト」と抗男性ホルモン剤を組み合わせて、精巣と副腎から分泌される男性ホルモンの働きを同時に抑えられるよう工夫します。これを「CAB療法」と呼びます。

⑥化学療法（抗がん剤）

ホルモン療法を行っても、再度がんが増殖することを「再燃」といい、再燃した前立腺がんを「去勢抵抗性前立腺がん（CRPC）」と呼びます。CRPCに対する治療には、「新規ホルモン剤（アビラテロン、イクスタンジ）」や「新規抗がん剤（ドセタキセル、カバチタキセル）」が用いられます。

⑦温熱治療（ハイパーサーミア）

がん細胞には、正常な細胞より熱に弱いという性質があります。これを利用して、がんを41・5℃以上に加温して治療する方法を「ハイパーサーミア」と呼び

【前立腺がん治療に使われる薬剤】

◆ホルモン剤

前立腺がんでは、男性ホルモンが前立腺がん細胞に作用し、ますます悪化します。

アビラテロンは内服薬で、からだ中から男性ホルモンを完全に除去します（大事なステロイドホルモンが枯渇するので、一緒にステロイドを内服する必要あり）。

イクスタンジも内服薬で、男性ホルモンが前立腺がん細胞に作用することを、徹底的にブロックします。

◆抗がん剤

ドセタキセル、カバチキセルは点滴で使う抗がん剤です。がん細胞が増えるとき、まず2つに分裂しますが、これらの薬はこの分裂を止めることにより、がんを治します。大きな副作用として、白血球や血小板が下がる骨髄抑制がありますが、最近では骨髄抑制を抑えるよい薬ができ、外来通院で抗がん剤治療をすることが可能となっています。

ます。

ハイパーサーミアは、加温方法や治療臓器によって焼灼術《しょうしゃく》、局所加温法、領域加温法、全身加温法、凍結療法に分類されます。ラジオ波、マイクロ波、超音波、液体窒素、磁性ナノ粒子＋磁場、などさまざまな熱源で加温します。日本では1991年から、ラジオ波を用いた領域加温法が、がん温熱治療として保険適用となりました（図表6）。

治療概念自体は新しいものではなく、消化器がん、婦人科がんなどには用いられていましたが、泌尿器系がんでは用いられていませんでした。がん治療は手術治療を中心、とする泌尿器科では、なかなか注目されなかったことが大きな理由だと考えられます。

ハイパーサーミアには、がん病巣のみを取り除いたり、治療計画どおりの決まった線量で治療するのに比べ、再現性や確実性に欠けるという点もあります。名市大病院では、ハイパーサーミアの再現性、確実性を向上させるため、磁性ナノ粒子＋磁場を用いた、新たな治療法を開発しています。

この開発と並行して、ラジオ波を用いた領域加温法についても、泌尿器系がんへの応用を見直しています。患者の年齢や基礎疾患などの背景や、がんの進行度によって手術ができない前立腺がんに対し、ラジオ波を用いた領域加温法を、放射線治療と併用して積極的に実施しています。

図表7は前立腺小細胞がんという、前立腺がんでも特に悪性度が高いがんの写

図表6　ラジオ波を用いた領域加温装置Thermotron RF-8

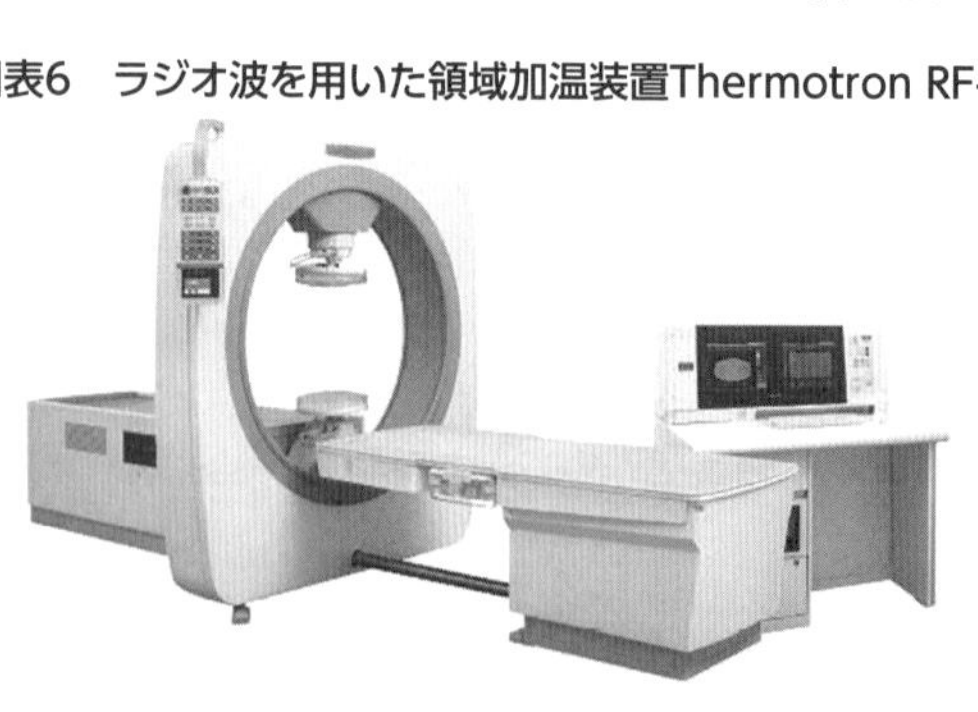

真です。治療前には膀胱の半分を占めるほど前立腺がんが増殖していたのですが、放射線治療＋ラジオ波を用いた領域加温で完治しました。現在、ラジオ波を用いた領域加温法の治療効果を上げるため、ひと工夫加えた治療法も開発中です。

このように名市大病院では、現時点で最新といわれる検査法、治療法を行っています。温故知新ではありませんが、ハイパーサーミアについては、古い治療から新しい知見を得るように研究も進めているところです。

図表7　放射線治療とハイパーサーミアの併用が功を奏した前立腺小細胞がんの1例

膀胱・前立腺MRI環状断（治療前）　膀胱・前立腺MRI環状断（治療後）

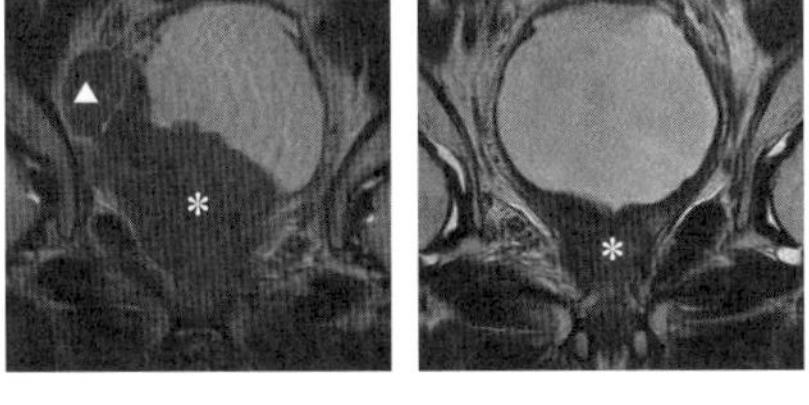

＊ 前立腺小細胞がん
▲ 右外腸骨リンパ節

治療前は膀胱へ浸潤する前立腺小細胞がんと右外腸骨リンパ節転移を認めた。
治療後は右外腸骨リンパ節は消失し、前立腺も正常の大きさまで縮小した

膵《すい》がん　リスク因子を考え、早く適切に診断

医学研究科消化器・代謝内科学　准教授　林　香月

増加傾向にある膵がんですが、新たな内視鏡の登場で、早期発見と治療成績の向上が可能になってきました。名市大病院での最先端の治療について紹介します。

患者数が増加している膵がん

２０１７年の膵がんの死亡者数は３万４２２４人で、臓器別では４番目に多い疾患です。

残念ながら、図表1・2のように、今後10～15年の将来推計で、膵がんは罹患数、死亡数ともに増加の一途をたどるとされています。

２０１７年の国立がん研究センターのがん登録全国推計統計によると、膵がんと診断される方は、男性では1年間に10万人あたり約32人、女性では約27人と、やや男性に多い傾向があります。年齢的には60歳頃から増加し、高齢になるほど多くなります。

図表1　膵がん罹患数の将来推計

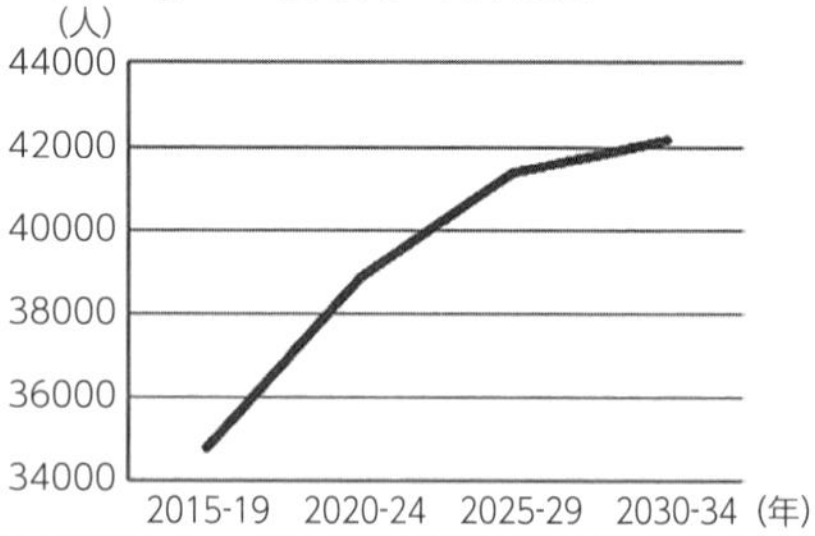

図表2　膵がん死亡数の将来推計

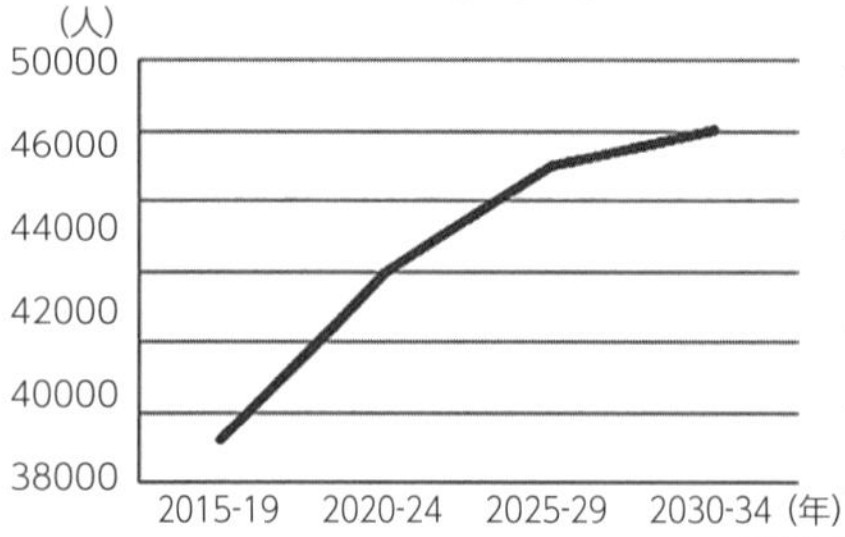

（国立がん研究センターのがん登録全国推計統計（2017年）より）

膵がんはどんながん？

膵がんができる「膵臓」とは、どんな臓器でしょうか？

膵臓は胃の後ろ（背側）にある長さ20㎝ほどの長細い臓器で、右側は十二指腸に、左端は細くなっていて脾臓《ひぞう》に接しています。膵臓の右側を膵頭部、中央を膵体部、左端は細くなっているので膵尾部といいます。膵頭部の中には、胆汁が流れる胆管があります。

膵臓には、消化酵素である膵液を作る機能（外分泌機能）があり、膵液は膵管を通って、十二指腸乳頭部から消化管に排出されます。膵管には、川でいう本流にあたる「主膵管」と、支流に相当する「分枝膵管」があります。

膵臓にはさらに、血糖値をコントロールするインスリンなどのホルモンを産生する機能（内分泌機能）があります。

膵がんの約90％は、膵管から発生する「浸潤性膵管がん」で、「通常型膵がん」とも呼ばれています。そのほかに膵管以外の腺房細胞から発生する「腺房細胞がん」、内分泌細胞から発生しホルモンを産生する「神経内分泌腫瘍（ＮＥＴ）」、発生源の不明な「退形成膵がん」などがあります。嚢胞《のうほう》（水ぶくれ）性膵腫瘍の「膵管内乳頭粘液性腫瘍（ＩＰＭＮ）」や「粘

図表3　膵臓の構造

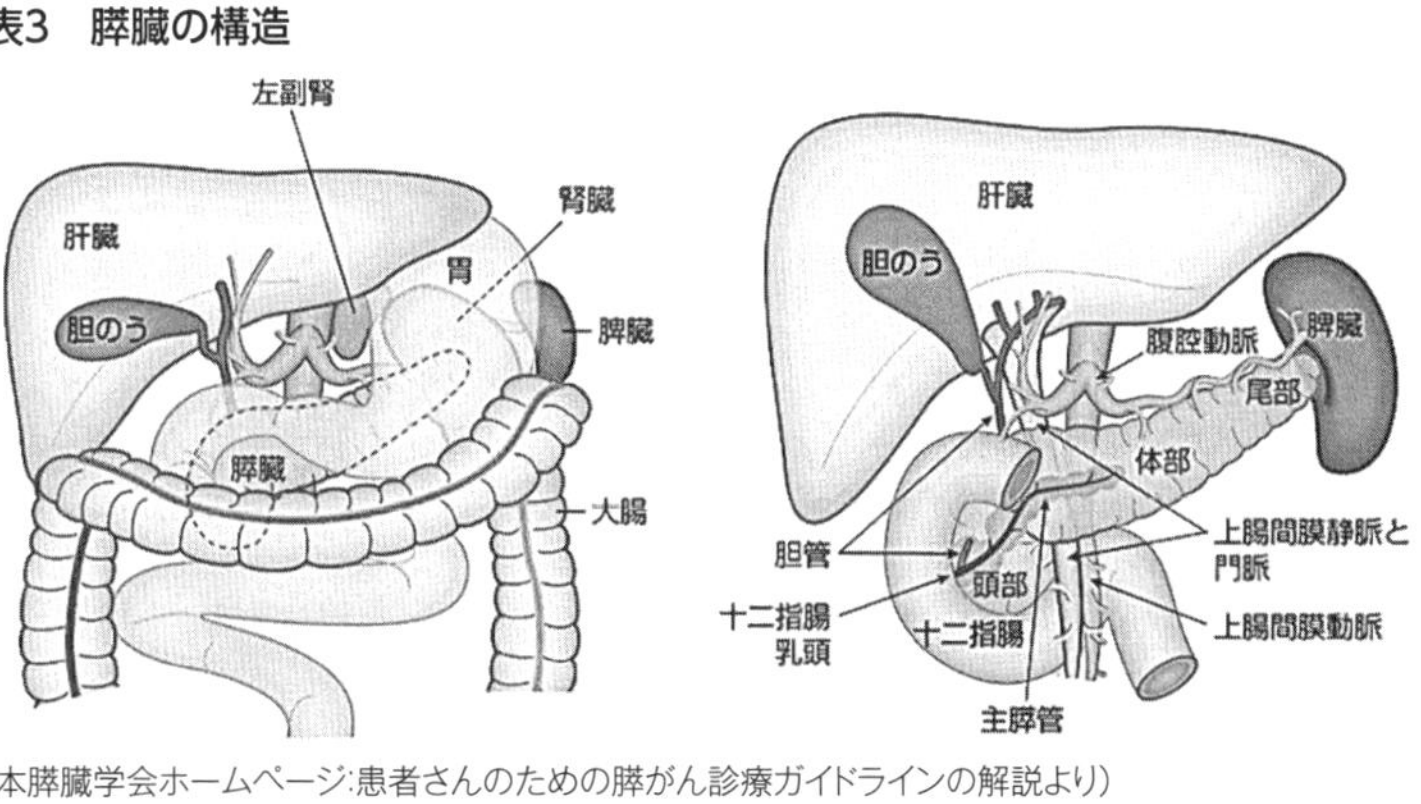

（日本膵臓学会ホームページ：患者さんのための膵がん診療ガイドラインの解説より）

液性嚢胞腫瘍（MCN）」も一部ががん化する可能性があり、それらも最近は増加してきています。

IPMNには、〝ぶどうの房〟状の形をした「分枝型」と、主膵管が全体的にもしくは部分的に拡張する「主膵管型」があります。分岐型IPMNは悪性化することがありますが、腫瘍の増殖は比較的ゆっくりなので、嚢胞の大きさや形態の変化に注意しながら経過観察することができます。しかし、主膵管型IPMNは悪性であることが多く、外科的切除が初めに検討される治療法です。

MCNを発症するのは、ほぼ全例女性です。膵体尾部にできることが多く、「卵巣様間質」という組織があります。嚢胞全体を覆う厚い被膜が特徴で、形状は〝夏みかん〟状と表現されます。

膵がんのリスク因子

膵がんについて、特定の原因は明らかになっていませんが、診療ガイドラインでは、膵がんの家族歴、慢性膵炎、糖尿病、喫煙などがリスク因子になるとされています。

膵がんの3〜9%は家族歴があり、その場合の膵がんのリスクは1・6〜3・4倍とされています。兄弟姉妹など血縁関係者の中に膵がんの方が2人以上いる場合は、「家族性の膵がん」と診断します。3人以上になると、50歳以下で膵がんを発症するリスクが高まります。

図表4　膵臓にできる嚢胞性腫瘍

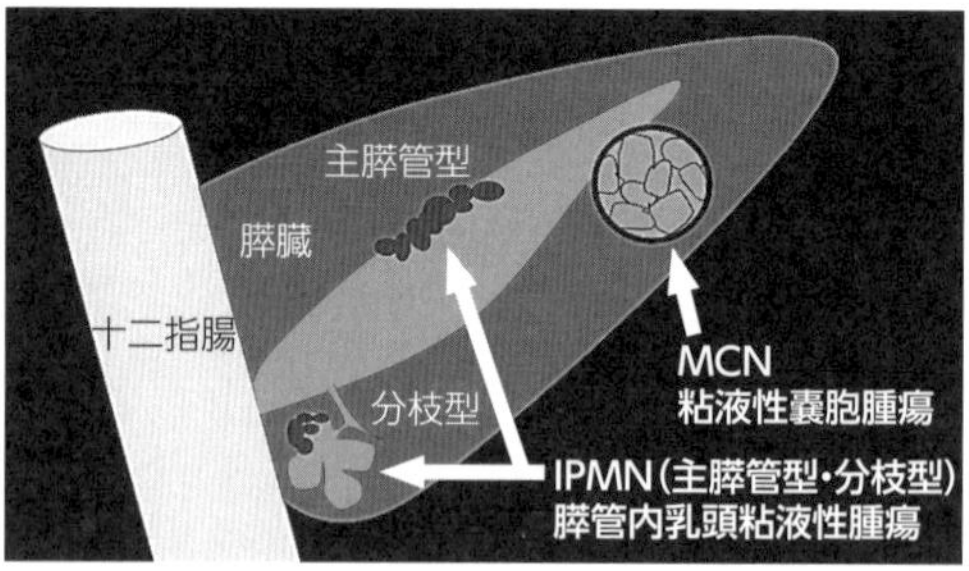

慢性膵炎は、長年にわたってアルコールを大量摂取する人に多くみられる病気で、膵石ができ、慢性的な炎症による痛みが出ます。慢性膵炎からの膵がん発生率は、普通の人に比べ6～13倍高いとされ、禁酒後もそのリスクは継続します。

糖尿病の膵がんリスクは1・9倍とされ、5年以上罹患されている方に膵がん発生の可能性が高くなります。50歳以上で新たに糖尿病を発病した場合や、糖尿病がよくコントロールされた方で急激に血糖値が悪化した場合は、膵がんの兆候である可能性があります。

喫煙は膵がん以外のリスク因子でもありますが、膵がんでは2～4倍リスクが高まり、1日40本以上喫煙する男性の膵がんによる死亡率は3・3倍に増加するとされています。

最先端の内視鏡による早期の適切な診断

前述のリスク因子を抱えた人でも、症状や血液検査だけで膵がんを早期発見するのは非常に困難です。診断のためには、膵酵素値やCA19―9のような腫瘍マーカー値を測定し、腹部超音波、CT、MRI、超音波内視鏡など各種検査を組み合わせて診断します。

超音波内視鏡（EUS）とは文字どおり、超音波装置を備えた内視鏡です（図表5のように、内視鏡の先端に超音波装置があります）。超音波内

図表5　EUS

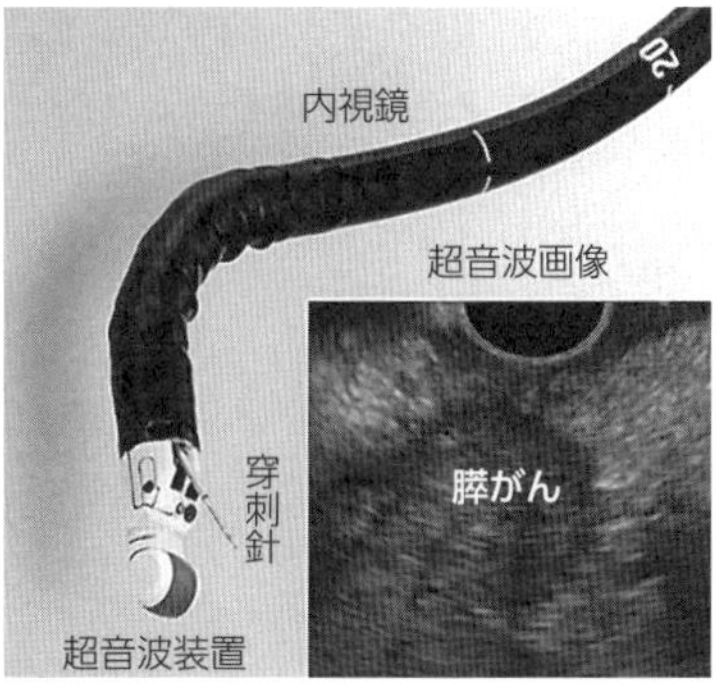

図表6　EUSでは膵臓の様子がよりよくわかる

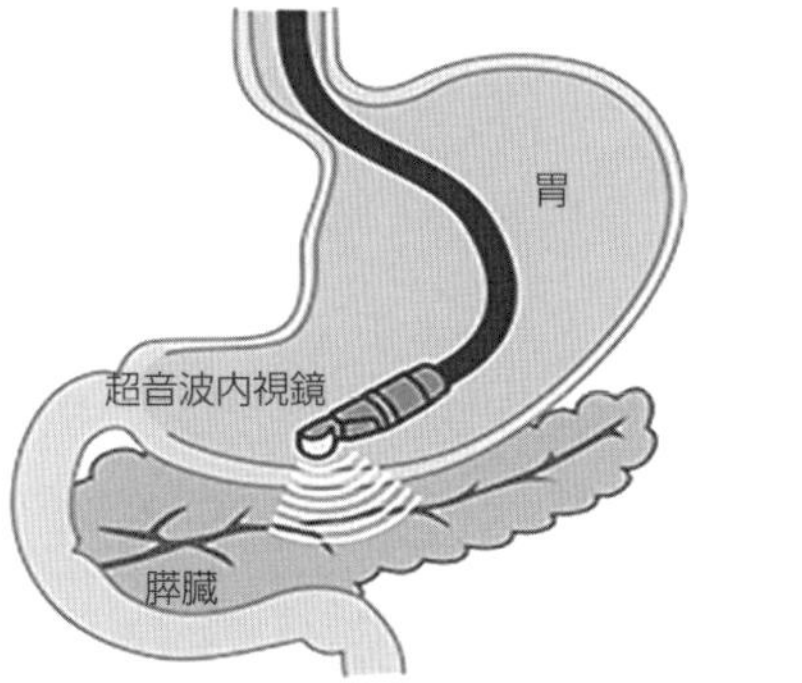

視鏡の先端を胃や十二指腸の壁に近づけると、その後ろ（背側）にある膵臓を至近距離で観察することができます。体表からの超音波検査では、皮下脂肪や筋肉、腹腔内の脂肪や他臓器などが超音波の妨げになりますが、ＥＵＳではより詳細に膵臓を観察し、病変の情報を得ることができます（図表６）。

ＥＵＳで病変が確認できれば、専用の針を病変に刺し、組織を採取します。採血に使用する針とほぼ同径の針で組織を取るこの手技を、「超音波内視鏡ガイド下穿刺《せんし》術（ＥＵＳ－ＦＮＡ）」といいます。採取した組織を病理学的に検査し、確定診断を得ます。

近年はＣＴやＭＲＩなどの画像の解析度も進歩していますが、ＥＵＳはＣＴよりも病変の診断能力が優れています。膵がんにおけるＣＴの正診率は85・1％で、ＥＵＳでは89・6％と報告されています。特に２㎝以下の膵がんの存在診断能力は、ＥＵＳで94・4％と、ＣＴの50％に比べ非常に有用です。

名市大病院でも２０００年よりＥＵＳを使用し、ＣＴでは検出できなかった直径７㎜の膵がんを早期に発見し、報告しています（図表７）。また、ＥＵＳ－ＦＮＡによる病変の組織採取で、良性か悪性かの鑑別や組織型の評価も行っております。

図表7　EUSで確認した膵頭部の7㎜の腫瘤

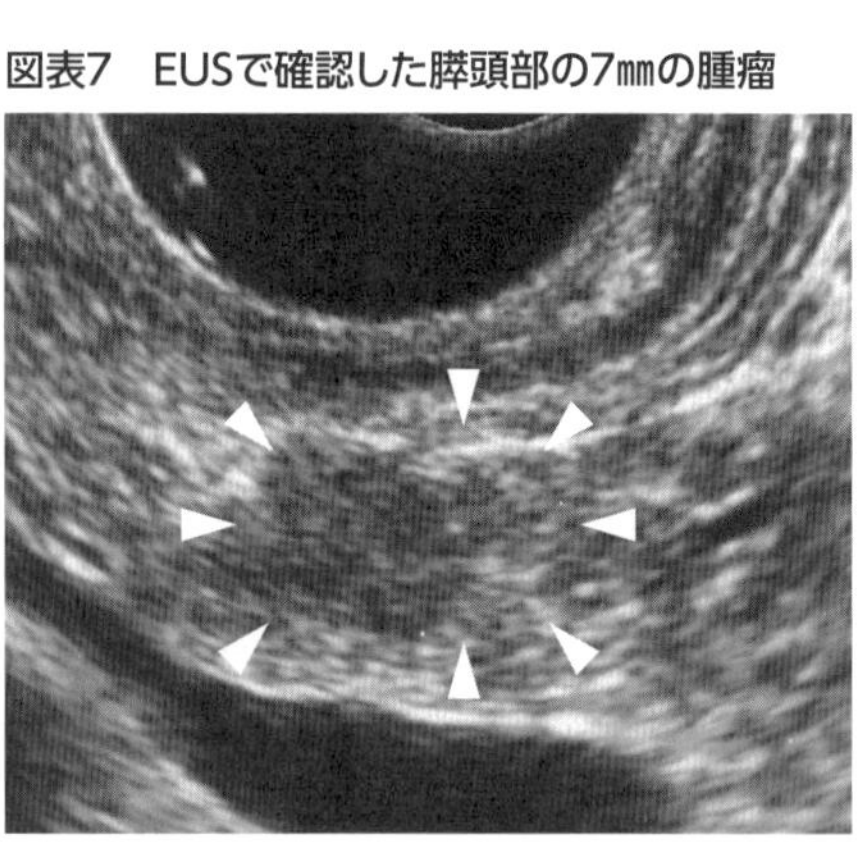

図表8　IPMNのEUS画像

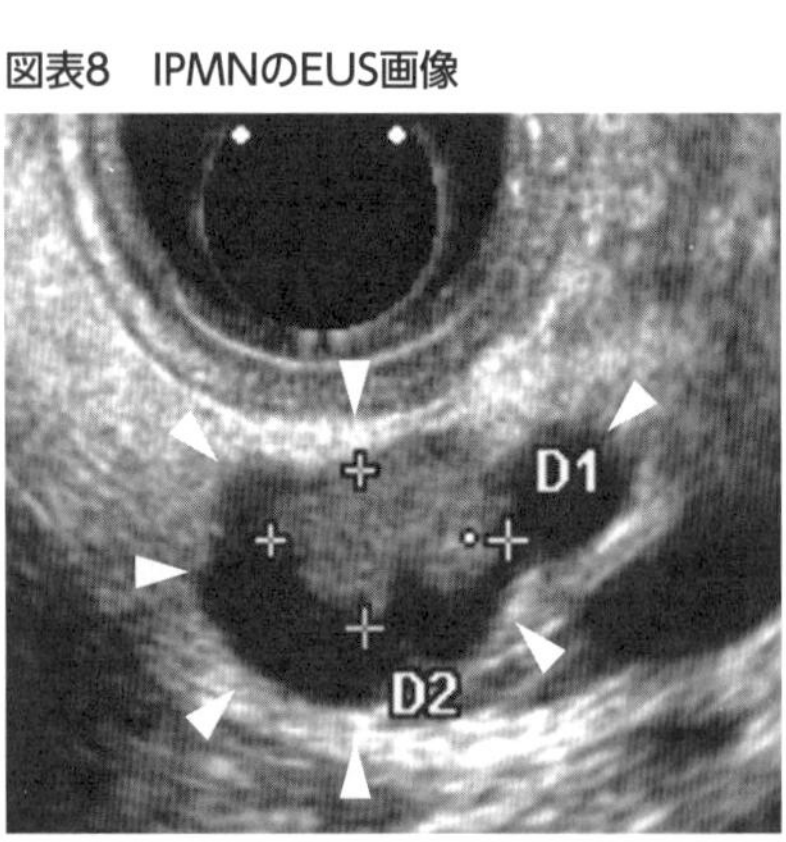

前述の主膵管型ＩＰＭＮやＭＣＮには悪性化のリスクがあるので、外科治療が効果的ですが、分枝型ＩＰＭＮの場合は、良性か悪性か見分けるのにＥＵＳが有用とされています。

以前は、３㎝以上の分枝型ＩＰＭＮには手術を推奨していましたが、最新のガイドラインでは、明らかな嚢胞の増大傾向や、嚢胞内のポリープがなければ、経過観察することが推奨されています。図表８はポリープが確認されたため、悪性化していると判断し、早期の段階で手術して良好な結果を得た方のＥＵＳ画像です。

主膵管型ＩＰＭＮの場合は、適切な切除範囲を決定するためにも、くわしい評価が必要です。従来は細径の内視鏡が存在せず、膵管の中は観察不可能でした。しかし、２０１７年に直径３・５㎜の細径内視鏡（図表９）が発売され、名市大病院でもこれを使用して膵管内の病変を調べています。図表10は、細径内視鏡で確認した、主膵管の中にあるポリープです。

治療成績

膵がんの治療法には、外科手術、化学療法（抗がん剤）、放射線治療があり、がんの病期（ステージ）と全身状態を考慮して、治療法を選択あ

図表9　直径3.5㎜の細径内視鏡

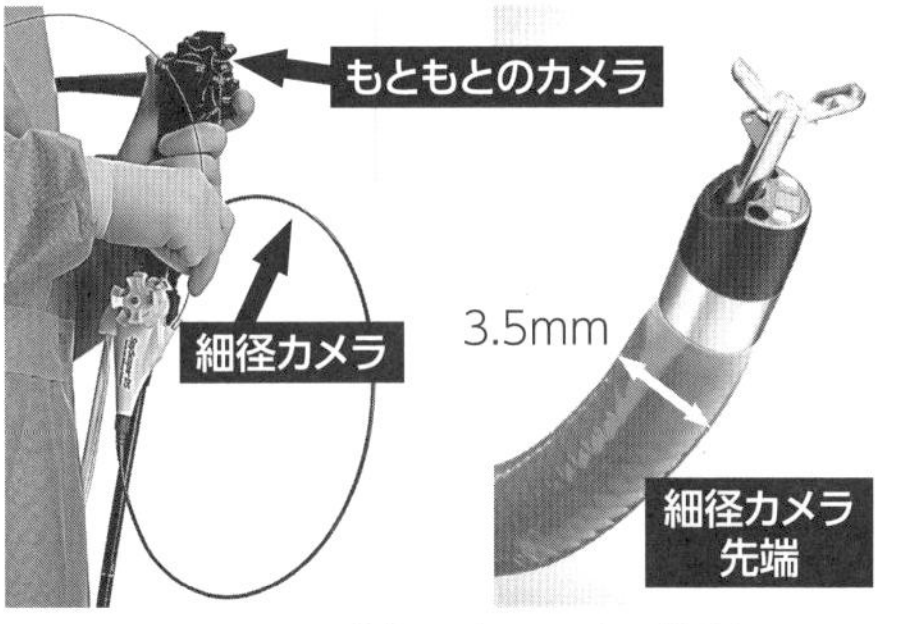

もともとのカメラを膵管の出口の十二指腸
まで入れ、そのカメラの中に細径カメラを挿入する

図表10　膵管の中のイクラ状のポリープ

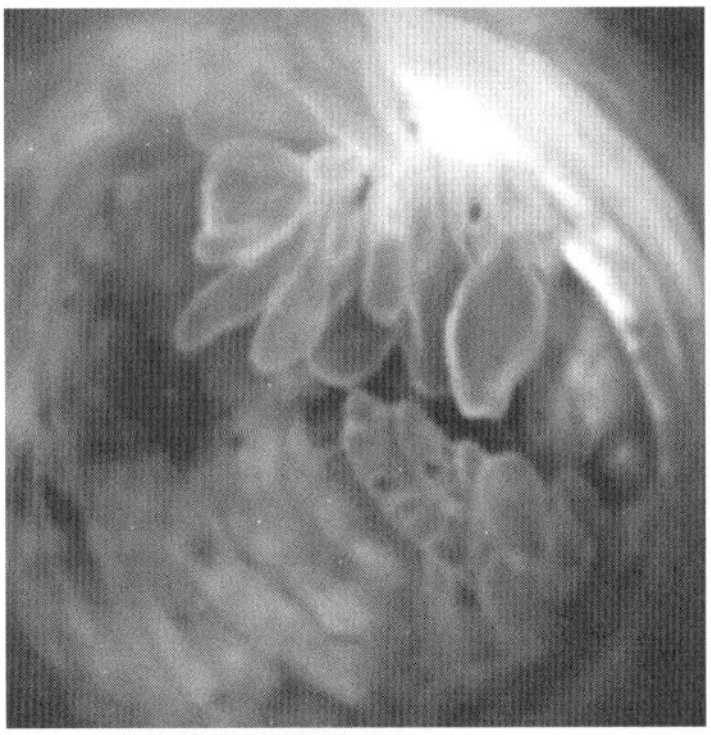

るいは組み合わせた治療を行います。

膵がんと診断された段階の約80％の方で、転移または主要血管へのがん浸潤（拡がり）のため、外科的切除は不能と判断されます。そのため、手術ができる方は約20％に過ぎず、切除できても術後の再発率は高く、術後の5年生存率は20～40％と報告されています。

そこで、膵がん発生のリスクが高い方には、腫瘍マーカーなどの血液検査や各種画像検査を定期的に行うことが必要です。現在、「早期膵がん」という定義はありませんが、1㎝以下の膵がんなら80％以上の5年生存率が報告されており、予後良好で長期生存が期待できる膵がんと位置づけられています。そのため、CTでは検出困難な1㎝以下の早期膵がんをEUSで適切に見つけ、EUS－FNAで確定診断することが非常に重要です。

手術で切除できない膵がんでは、高頻度で膵頭部の胆管が閉塞し、胆汁の流れが滞って黄疸《おうだん》が現れます。全身の状態が不良となり、食欲低下や全身のかゆみなどの症状が出ます。

名市大病院では、この黄疸を治療するため、閉塞した胆管に内視鏡下で金属ステント（器具）を留置する治療を積極的に行ってきました。近年はこれにもEUSを使用し、苦痛が少なく、QOL（生活の質）を損なわない金属ステント留置術ができるようになりました（図表11）。

図表11　胆管への金属ステント留置術

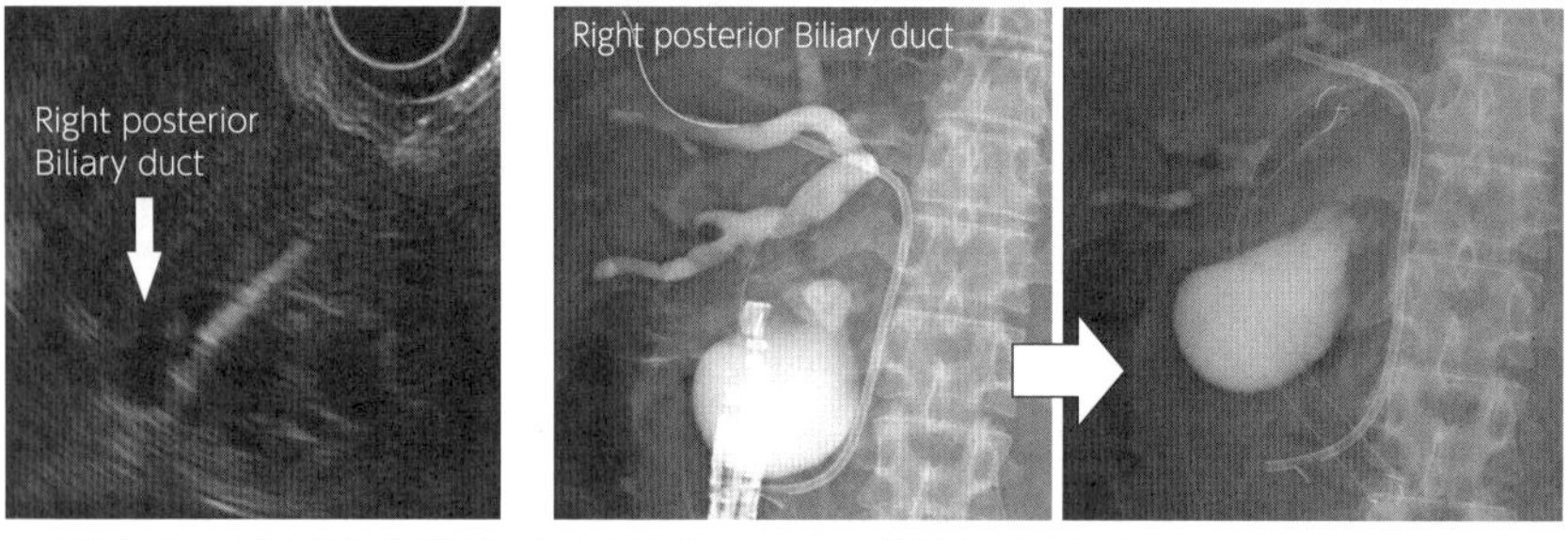

左:閉塞した右後区胆管を確認したEUS画像　中:十二指腸からEUSで右後区胆管を穿刺　右:その胆管へ金属ステントを留置して黄疸を治療

早期発見や治療にいまだ課題のある膵がんですが、名市大病院ではリスク因子を考え、最新の内視鏡機器で、より早く適切に診断することを心がけています。

「縦《じゅう》隔《かく》腫瘍」を知っていますか？

医学研究科腫瘍・免疫外科学　准教授　奥田　勝裕

あまり知られていない病気ですが、進行すれば命に関わることもあります。縦隔は周囲に重要な臓器が多い場所で、早期発見のためには胸部ＣＴ検査をお勧めします。

縦隔ってどこですか？

「縦隔」とは胸の真ん中あたりの、左右は肺、腹側は胸骨、背側は脊椎で囲まれた場所のこと。写真１のレントゲン写真の、太い点線で囲まれた場所です。ここには心臓・大血管・気管・気管支・食道・胸腺・リンパ管・リンパ節・神経・神経節など重要な臓器が詰まっています。

レントゲン写真では臓器が重なって映り、ひとつひとつが見えないので、ＣＴ画像で立体的に見てみると内情がよくわかります。写真２のように、縦隔は「前

写真1　胸部レントゲン写真。点線の内側が縦隔

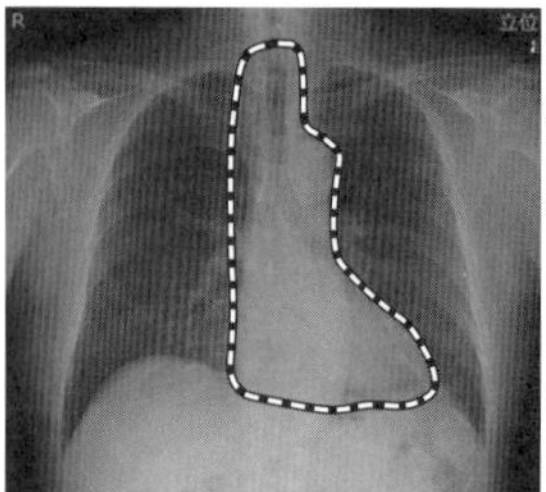

縦隔」、「中縦隔」、「後縦隔」の3つに分けられます。この部分のどこかにできた腫瘍を「縦隔腫瘍」と呼びます（ただし、心臓・大血管・気管・気管支・食道の病気は含まない）。

比較的まれな病気ではありますが、厄介なのは自覚症状があまりないこと。腫瘍がかなり大きくなり、周りの臓器を圧迫するようになって初めて、咳、息切れ、顔や上肢のむくみ、飲み込みにくさ、声のかすれなどの自覚症状が生じます。

臓器が重なって見えるレントゲン写真では、縦隔の小さな腫瘍を見つけることはほぼ不可能で、通常の健康診断では見つけられません。

縦隔腫瘍はどうやって見つかるのか

縦隔にはさまざまな臓器があり、部位ごとによってできやすい病気が異なります。

縦隔腫瘍のうち、頻度が高いのは胸腺腫ですが、これは悪性腫瘍。進行すると命に関わります。

また、縦隔は狭く、小さな腫瘍でもすぐ周囲の重要な臓器に浸潤してしまいます。浸潤すれば、外科的な完全切除（根治手術）が難しくなります。

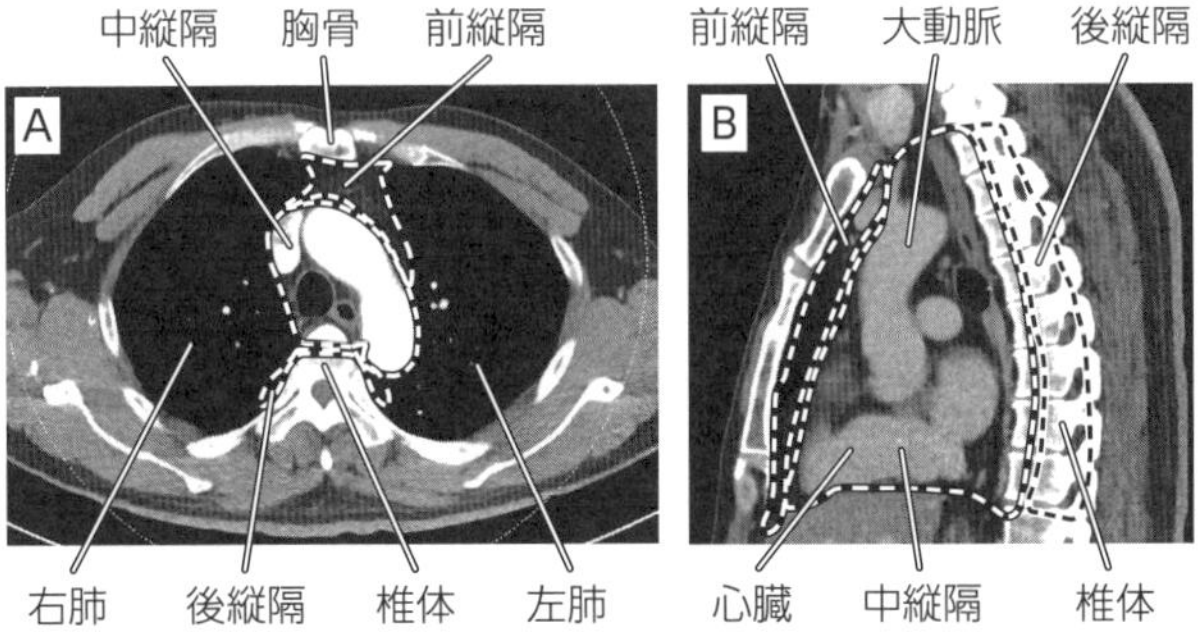

写真2
A:胸部CT横断像
B:胸部CT矢状断像

では自覚症状もなく、健診でも見つからないこの病を、どう発見すればいいのでしょうか。

やはりここは、立体的に見ることのできるCTです。CTであれば数㎜の腫瘍でも、画像上で見つけることが可能です。

実際、ほとんどの縦隔腫瘍が、人間ドックなどで行った胸部CTで見つかります。縦隔腫瘍の一部は、内科的な病気を合併するため、内科疾患の精査中に胸部CTで見つかることもあります。

もし縦隔腫瘍といわれたら

縦隔腫瘍は、呼吸器内科・呼吸器外科の領域ですが、治療経験の豊富な専門医は限られています。まずは専門医を受診し、精密検査を受けることが大切です。

精密検査では、画像検査や血液検査をし、悪性なのか良性なのかも含め、どのような病気なのかを診断していきます。

縦隔腫瘍の中で最も多いのは、前縦隔にできるもので、一番多いのが胸腺腫。ほかに胸腺嚢胞《のうほう》、胸腺過形成、胸腺がん、神経内分泌腫瘍や胚細胞性腫瘍、リンパ腫、他臓器からの転移リンパ節、胸腔内甲状腺腫、脂肪腫などがあります。

中縦隔に腫瘍ができるのはまれで、良性の腫瘍である嚢胞性病変などが挙げられます。

後縦隔の腫瘍は、大人の場合はほとんどが良性ですが、子どもの神経細胞からできた腫瘍の場合、7割が悪性で、治療を必要とします。

画像検査はCT検査が基本になります。造影剤を点滴すると、周囲臓器（特に血管など）との位置関係がよくわかり、より詳細に診断できます。

腫瘍自体に血液の流れがあり、悪性腫瘍が疑わしい「充実性病変」なのか、中身が液体や粘液で通常は良性の「嚢胞性病変」なのかも、CTである程度わかります。CT以外には、MRI検査などが有用です。

腫瘍の一部を取り、顕微鏡を用いた病理学的検査「生検」で調べることもあります。ただし縦隔は、胃、大腸や気管のように管状の臓器ではなく、内視鏡で検査できません。特別な方法が必要です。

写真3のような大きな腫瘍であれば、超音波もしくはCT検査で体表面から腫瘍の位置を確認し、組織採取用の針を刺して、生検ができることがあります。ただ、点滴の針よりも2、3倍太い針を刺すので、出血や臓器損傷の危険性があります。針を刺した経路に腫瘍細胞がくっついてしまい、腫瘍が再発してしまう「播種《はしゅ》（種が播《ま》かれるように散らばること）」も起こり得ます。

生検をするべきかどうかは十分検討する必要があり、通常は手術による完全切除が難しい場合や、手術以外の治療を優先する病気の可能性が高い場合に限られます。次ページの写真4ほど小さな腫瘍には、針生検を行うことは難しく、手術

写真3　AがレントゲンB、BがCT写真

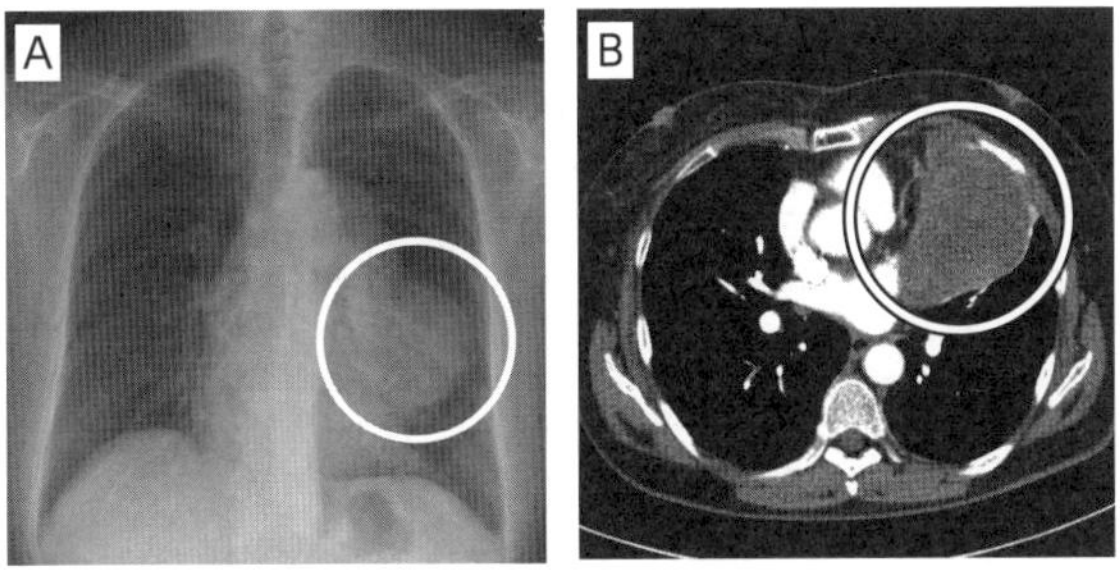

○で囲まれた部分が腫瘍

で切除してからしか病変を調べることができません。

では小さな腫瘍なら、とりあえず経過観察としてもよいのでしょうか？答えは〝Ｎｏ〟です。写真４の患者さんは、早期の手術治療を要しました。手術中の所見では、右肺と心膜（心臓を覆う膜）の一部に腫瘍が食い込んでおり、右肺と心膜の一部を一緒に切除する必要がありました。

切除した腫瘍を顕微鏡で調べたところ、悪性度の高い胸腺がんでした。切除した周囲に微小ながん細胞が残っている可能性を考え、放射線照射治療を追加しています。

縦隔腫瘍は、小さいから経過観察でよいとか、悪性腫瘍の可能性が低いということはないのです。

胸腺腫はどんな病気？

胸腺は、左右の肺・胸骨の裏側・大動脈または心臓に囲まれた前縦隔部位にあります。成人では、約30～50ｇの脂肪に富んだやわらかい臓器で、蝶々《ちょうちょう》のような形をしています。ここにできる腫瘍で一番多いのが、「胸腺腫」です。

胸腺腫は、ほかの臓器への遠隔転移やリンパ節転移をきたすこと自体はまれです。しかし、肺がある胸腔に腫瘍細胞が播種してしまうと、そこで腫瘍が増大してしまう悪性腫瘍です。胸腺腫もしくは播種でできた腫瘍が、重要な臓器を圧迫

写真4　Aがレントゲン、BがCT写真

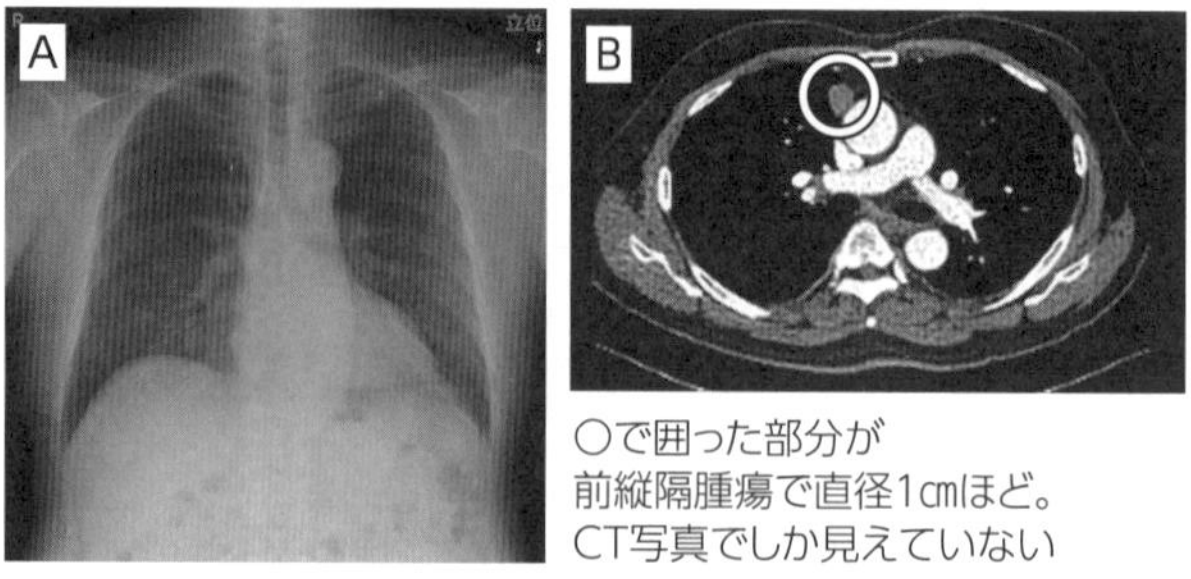

○で囲った部分が
前縦隔腫瘍で直径1㎝ほど。
CT写真でしか見えていない

もしくは臓器に浸潤すると、痛みや気道閉塞・感染などの症状をきたし、致命的な状態に陥ります。

胸腺腫を治療するうえで問題なのは、自己免疫疾患の合併です。

代表的な病気としては、体の筋肉に力が入りづらくなる「重症筋無力症」、つくられた赤血球が壊されてしまい貧血が進んでしまう「赤芽球癆《せきがきゅうろう》」、免疫力が低下してしまい、肺炎などの感染症にかかりやすくなってしまう「低ガンマグロブリン血症」などがあります。特に重症筋無力症は、胸腺腫の2割程度の方に合併することが知られています。これらの病気が、腫瘍の切除でよくなることもあります。

重症筋無力症は、大きく2つに分けられます。

「眼筋型」は、物が二重に見える複視や、夕方になるとまぶたが下がる眼瞼下《がんけんか》垂《すい》などの症状が出ます。

「全身型」は、手や足に力が入らなくなる・首が垂れてしまう・鼻声になる・つばがのみ込みにくい、などの症状が出ます。

このような場合、胸腺腫と自己免疫疾患の治療を平行して行っていく必要があり、複数の診療科の医師のもとでの治療が必要になります。

図表1

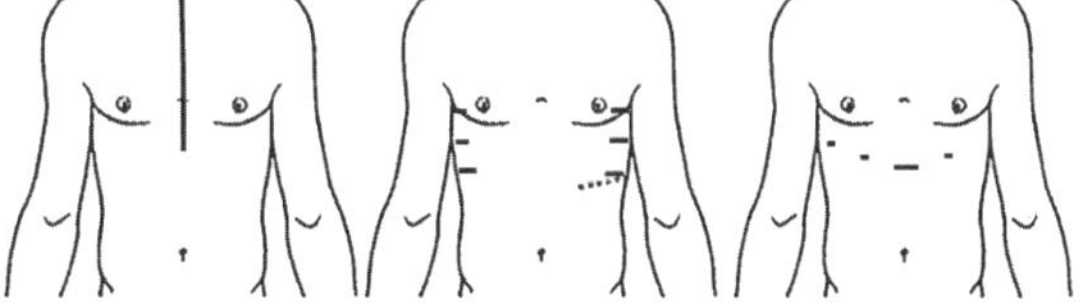

A: 胸骨縦切開
B: 側胸部アプローチ(内視鏡手術)の皮膚切開線。Bも切除組織を体外に摘出するため、最終的に点線(3cm以上)で皮膚切開を広げる必要がある。
C: 剣状突起下アプローチ(内視鏡手術)では、心窩部に3cmの皮膚切開、側胸部には5〜8mmの傷が1〜3カ所。

胸腺腫の治療方法は？

胸腺腫の治療では、まず外科的切除術を検討します。有効な医薬品は、現在ほとんどありません。腫瘍を完全に取り除くのが一番ですが、完全切除が難しい場合も、できる限り腫瘍組織を切除することで生存期間の延長が望めます。

手術の方法は年々進歩しています。かつては「胸骨縦切開」が主流。胸の中心の胸骨という骨をまっぷたつに切り離し、観音開きのように骨を左右に広げた状態で手術を行っていました。この方法では、手術後の痛み、重大な合併症の危険（骨髄炎、切り離した骨がくっつかない偽関節化）、美容上の問題などがありました。

最近では手術器具の開発・改良が進み、左右の胸腔から、あるいはみぞおちからの内視鏡手術（剣状突起下アプローチ）など、体に負担の少ない手術が行われるようになっています。

名市大病院では、現在、ロボット手術を行っています。大きな腫瘍や、周囲臓器に浸潤があるような進行した胸腺腫でも、安全かつ体に負担の少ない手術が可能です。

図表2は、手術方法の違いによる出血量・術後入院日数の比較結果を示したものですが、内視鏡手術群のほうが明らかに体に負担が少ないことがわかります。

図表2　胸腺腫に対する内視鏡手術群（32例）と開胸手術群（85例）の比較

項目		内視鏡手術群 （小さな傷の手術）		開胸手術群 （大きな傷の手術）
出血量（ml）	中央値	5	＜	160
手術時間（分）	中央値	116	≒	113
術後入院日数（日）	中央値	5	＜	9

骨を切らないので、ご高齢の方でも負担が少なく、ほとんどの方が術後1週間以内に、痛みなくひとりで歩いて退院することができます。

まず重要なのは、早期に発見すること。毎年とはいいませんが、一度人間ドックなどで胸部CT検査を受けてみてください。

乳がんの診断

医学研究科乳腺外科学　講師　藤田 崇史

女性の10人に1人が乳がんにかかるといわれています。乳がんによる死亡者数を減らすには、乳がん検診で早期発見に努めることが重要です。精密検査機関での正確な診断も、同じく重要です。

乳がんを早期に見つけるには？

現在の日本の乳がん罹患数は、約9万2千人です。この数字は女性のがん罹患数では1位、男女合わせた全体でも4位で、死亡者数は年間1万4千人を超えています。死亡者を減らすには、検診での早期発見が重要です。

乳房の病気では、侵襲（体への負担）が少ない検査から行うのが基本です。外来では、まず視触診、マンモグラフィ、超音波検査を行い、病変の有無を確認し

図表1　本邦におけるがんの罹患者数（2017年度）

男性		女性		計	
部位	罹患数	部位	罹患数	部位	罹患数
前立腺	91,225	乳房	91,605	大腸	153,193
胃	89,331	大腸	66.170	胃	129,476
大腸	87,019	肺	41,630	肺	124,510
肺	82,880	胃	40,144	乳房	92,253
肝臓	26,576	子宮	28,183	前立腺	91,125

（国立がん研究センター がん対策情報センターHPより改変）

ます。

外来で行う最初の検査について、ひとつひとつ見ていきましょう。

①視触診

乳房を正面と側面の両方から観察し、左右差、変形、えくぼ状のくぼみがないか、さらに乳頭に湿疹、かさぶた、分泌物がないかなどを確認します。

触診では、手で直接乳房を触って、しこりがないか、一部分がほかと比べて硬くないかを確認します。さらに、首やわきの下のリンパ節が腫れていないかどうかも確認します。

図表2 乳がんの基本検査

1. 視・触診
2. マンモグラフィ
3. 乳房超音波

②マンモグラフィ（乳房X線検査）

マンモグラフィとは、乳房のX線撮影のこと。乳がん検診では、マンモグラフィを基本検査として行います。厚生労働省は40歳以上の女性に対し、2年に1度は検査するよう推奨していますので、女性の読者にはなじみのある方も多いでしょう。

マンモグラフィでは、乳房を透明の圧迫板ではさみ、厚みを薄くして、撮影を行います。薄くすることで、病変とその周りにある正常な乳腺組織の差を、より際立たせることができます。また、検査時の放射線量を少なくできるため、被ばくを抑える効果もあります。

乳房全体をくまなく検査できるように、片方の乳房に対して原則2方向から、計4回撮影します。男性が乳がんになることもあり、その場合も女性と同じ方法で撮影します。マンモグラフィは、早期の乳がんの可能性が高い、腫瘤《しゅりゅう》※1を作らずに石灰化※2のみを伴う乳がんの発見に優れています。

検診でのマンモグラフィ結果の判定には、5段階のカテゴリー分類が用いられています。異常なしの場合は「カテゴリー1」、良性の場合は「カテゴリー2」とされ、悪性の可能性が否定できない、悪性の疑いがある、悪性の所見である、という3つの状態をそれぞれ「カテゴリー3、4、5」としています。この判定がついた場合は、追加の検査や過去のマンモグラフィとの比較が必要です。精密検査を受けることを、強くお勧めします。

なお、マンモグラフィの画像の判定は、主にマンモグラフィ読影認定医（NPO法人日本乳がん検診精度管理中央機構が認定）が行っています。

③乳房超音波検査（乳腺エコー検査）

超音波を出す装置を乳房にあて、反射し、戻ってきた超音波を画像に変えることで、乳房内にある病変を調べる検査です。超音波を使用するため、被ばくがなく、年齢、妊娠の有無にかかわらず行うことができる検査です。

マンモグラフィのように乳房をはさむ必要もないため、痛みもありません。また、マンモグラフィの欠点として、病変が乳腺組織に重なって隠れてしまい、見つけられないことがあるのですが、超音波ではこれがありません。

※1 乳腺腫瘤
乳腺にできたしこり。良性と悪性のものがあり、診断がはっきりつくまでは「乳腺腫瘤」と呼ぶ（悪性の診断がつけば乳がんとなる）。

※2 乳腺石灰化
乳腺の中にカルシウムが沈着した状態。多くの場合は良性だが、初期の乳がんでも石灰化を生じることがあり、必要に応じて精密検査を行う場合がある。

図表3 検診用マンモグラフィのカテゴリー分類

- ・カテゴリー1:異常なし
- ・カテゴリー2:良性
- ・カテゴリー3:悪性否定できず
- ・カテゴリー4:悪性の疑い
- ・カテゴリー5:悪性

（カテゴリー3〜5）精密検査が必要

ただし、マンモグラフィに比べて、検査が医師や検査技師の技量に左右されます。この欠点を補うため、検診を行っている一部の病院では、乳房専用の自動超音波画像診断装置が導入されています。検査者が患者に触れることなく、自動的に乳房全体を調べることができる超音波装置で、従来の超音波装置ではできない乳房全体の超音波画像を、記録として残すことができます。従来の装置では画像の一部しか保存できませんでしたが、この装置ではすべて保存しておけるので、後から見直すこともできます。

検診では、マンモグラフィのみ有効性が認められており、乳房超音波検査単独での有効性は認められていません。ただ、マンモグラフィでは前述のように乳腺組織でがんが見つからないことがあるので、乳房超音波検査を追加することで、より精度が高まると報告されています。

乳がんが疑われる場合には

以上の検査で乳がんが疑われるときは、本当にがんかどうか、細胞や組織を採って調べます。

超音波検査で確認できるものには、「穿刺《せんし》吸引細胞診」を行います。次に、「針生検」または超音波ガイド下での「吸引式組織生検」と、徐々に侵襲の大きい検査を行っていきます。それでも確定診断がつかない場合は、乳房ＭＲＩやＣＴで病変の広がりを確認し、局所麻酔を使用して摘出生検を行います。

図表4 マンモグラフィと乳房超音波の特徴

	マンモグラフィ	乳房超音波
利点	・乳腺の全体像をとらえやすい ・石灰化の評価ができる ・検診において、乳がん死亡率が低下することが証明されている	・被ばくがなく、妊娠中でも行うことができる ・痛みがなく検査ができる ・乳腺に重なって病変が隠れることがない
欠点	・痛みを伴うことがある ・乳腺が発達している場合、病変が隠れて見えないことがある ・妊娠中やその疑いがあるときは検査ができない	・石灰化の評価がしづらい ・検査施行者の技量に依存する ・検診において、単独での有効性が確立されていない

①細胞診（穿刺吸引細胞診、分泌細胞診）

穿刺吸引細胞診は、超音波装置で乳房内にできた病変を確認しながら、針で直接病変を刺して細胞を採取する検査です。

採血や点滴に用いる注射針と同じ、細い針を使うので、体への負担が少なく、乳房に検査の痕が残ることもありません。多くの場合は局所麻酔なしで行われ、簡便な検査法といえます。

この検査は、乳房内の病変だけでなく、首やわきのリンパ節が腫れて、乳がんの転移が疑われる場合にも行われます。判定は、「正常あるいは良性」、「鑑別困難」、「悪性の疑い」、「悪性」の4つに分けられ、「鑑別困難」と「悪性の疑い」の場合は、さらに組織を調べます。

乳頭からの分泌物がある場合、その分泌物を採取し、含まれる細胞を診断する「分泌細胞診」という検査もあります。特に血性の分泌物がある場合には、約25％程度が乳がんによるものといわれています。

②組織診（針生検、吸引式組織生検）

組織診は、穿刺吸引細胞診で確定診断がつかない場合や、マンモグラフィや乳房超音波検査の段階で乳がんと疑われる場合に行われる検査です。穿刺吸引細胞診よりも太い針で、組織の一部を採取し調べるため、局所麻酔を使用して行われます。組織を採取するときに用いられる器具や方法によって、「針生検」と「吸

図表5 乳腺疾患の診断の流れ

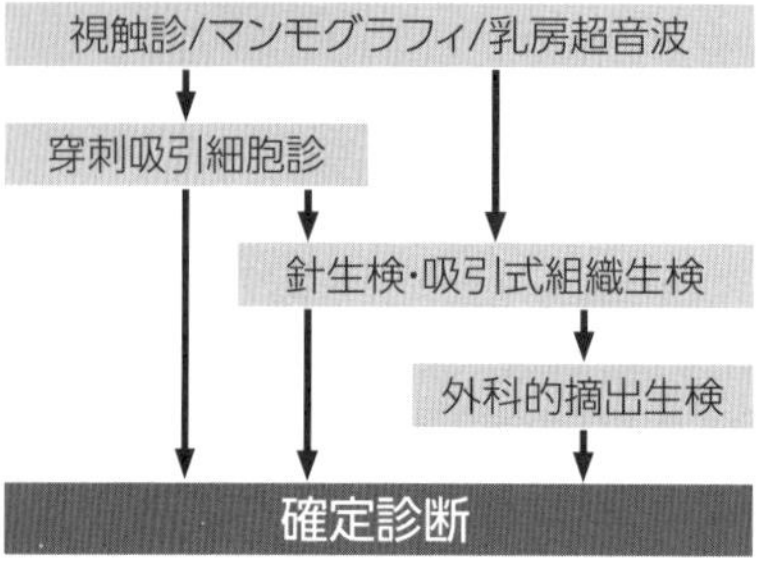

引式組織生検」に分けられます。

針生検は、バネの力を利用して組織を切り取る方法で、1本の針で一度に採取できる組織は通常1本。つまり必要な本数分だけ、針を刺す必要があります。

吸引式組織生検は、吸引力を利用して組織を切り取る方法で、針生検よりさらに太い針を使用します。より多くの組織を採取でき、一度に連続して複数の組織を採取することも可能です。ただし、体に対する負担は大きく、検査ではなく手術のひとつと位置づけられ、後述の摘出生検とほぼ同様の費用がかかります。

多くの場合は乳房超音波のガイド下で行いますが、マンモグラフィで石灰化だけが指摘され、触診や超音波検査で病変の部位がはっきりしない場合には、ステレオガイド下（マンモグラフィガイド下）の吸引式組織生検が行われています。

③摘出生検

摘出生検は、病変を外科的に、周囲の組織を一部つけた状態で、取り出して調べる検査です。針生検や吸引式組織生検で診断がつかない場合にのみ行われますが、ここまで検査しても診断がつかないのは1％程度のため、安易に行うことはありません。

図表6

	穿刺吸引細胞診	針生検	吸引式組織生検
検体	細胞	組織	組織
所要時間	5分	10〜20分	30分
長所	・もっとも簡便 ・体への負担が少ない	・組織採取法として もっとも簡便	・多くの組織を採取可能 ・1回、針を刺すことで、 連続して組織を 採取することができる
欠点	・短所 ・採取量が少ない ・細胞診検査士や病理医の 診断能力に大きく 左右される	・複数回の針を刺すことを 必要とする	・器具、準備がやや大掛かり ・出血の危険性がやや増加 ・手技の特殊な トレーニングが必要

④そのほかの検査

乳頭分泌がある場合には、分泌物が出ている乳管に対して、「乳管造影」を行う場合があります。乳管造影は、乳管に造影剤という検査用の薬を注入して、マンモグラフィを撮影する検査です。乳がんであるかどうかだけでなく、病変の広がりも確認することができます。

ＭＲＩ検査の場合も、造影剤を用いて行われます。ＭＲＩ検査は、通常は乳がんの広がりを調べるために行いますが、ほかの検査で診断が難しい場合に、乳がんかどうかを判断するため行うこともあります。

乳がんの診断がつき、進行した状況が疑われる場合には、必要に応じて、ＣＴや「骨シンチグラフィ」と呼ばれる骨の検査などで、乳がんの広がりやほかの部位への転移がないかどうかを確認します。

早期発見にはまずセルフチェック！

乳がんの早期発見においては、40歳以降から定期的に乳がん検診を受けることだけでなく、日頃から自分の乳房の状態に関心を持ち、自分の乳房を見たり触ったりして行うセルフチェックが重要です。

乳がん検診で精密検査の必要がないと判定された場合でも、しこりや、さわって、部分的に硬く感じる部位、乳房や乳頭の変形、血性の乳頭分泌などの症状が

図表7 乳房のセルフチェック

- 乳房の大きさ、色に左右差はないか?
- 乳房のどこかに、いわゆるえくぼ状のへこみがないか?
- 乳房の皮膚が腫れていないか?
- 乳房の皮膚にただれがないか?
- 乳頭が引っ込んでいたり、反対側の乳頭と比べ
- 違った方向を向いていないか? ※以前からある場合は除外
- 乳頭に湿疹やかさぶたがないか?

出現した場合は、そのまま放置せず、速やかに乳腺専門の医師がいる医療機関を受診することをお勧めします。

乳がんとはどんな病気か？

乳房は、母乳をつくる乳腺と、それを包む脂肪組織からなります。

乳腺は、乳頭から放射状に張り巡らされている15〜20の乳腺葉《にゅうせんよう》に分かれており、乳腺葉は、乳管と乳腺小葉《しょうよう》からできています。乳腺小葉は、腺房《せんぼう》という小さな組織の集まりです。

乳房の構造

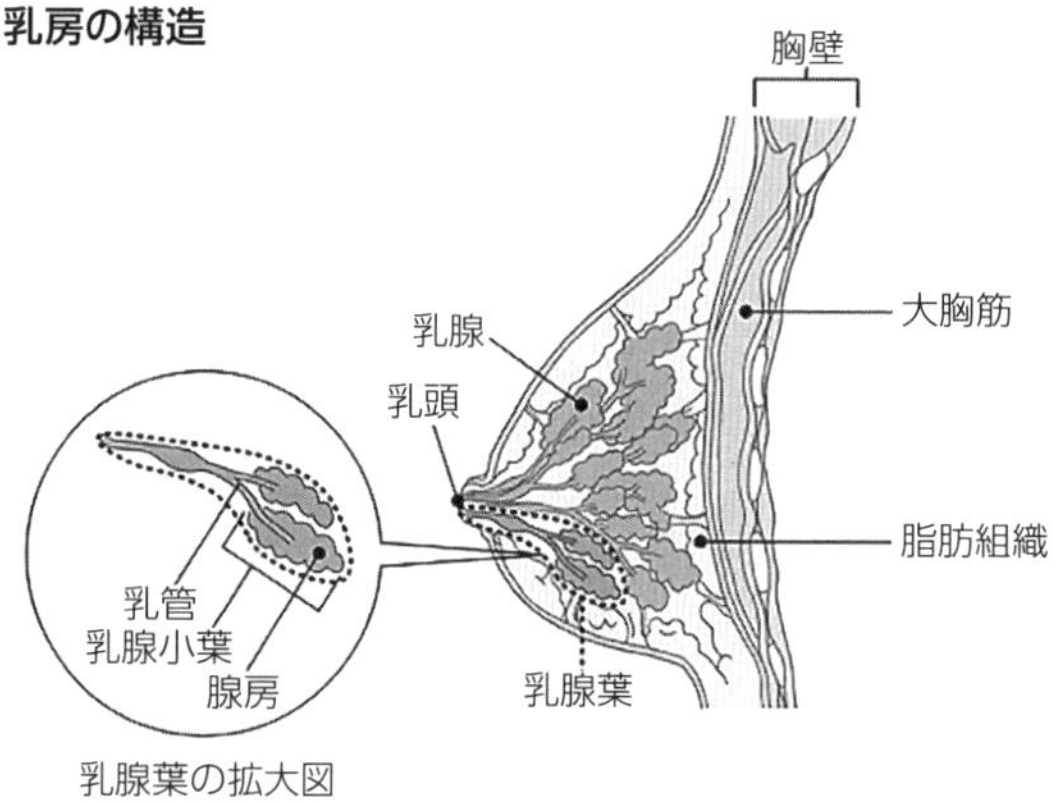

（国立がん研究センターがん情報サービスより）

乳がんは乳腺の組織にできるがんです。多くは乳管から発生しますが、乳腺小葉から発生することもあります。がん細胞が乳管や乳腺小葉にとどまる「非浸潤がん」と、乳管や乳腺小葉の周囲まで広がった「浸潤がん」の２つに大きく分けられます。

乳がんの主な症状は、乳房のしこり。乳房にえくぼやただれができる、左右の乳房の形が非対照になる、乳頭から分泌物が出る、などもあります。乳房のしこりや痛みは、30〜40歳代の女性に多い「乳腺症」でも起こることがあります。いずれにせよ、気になる場合は専門医を受診しましょう。

乳がんと診断されたら

乳がんの治療の流れ

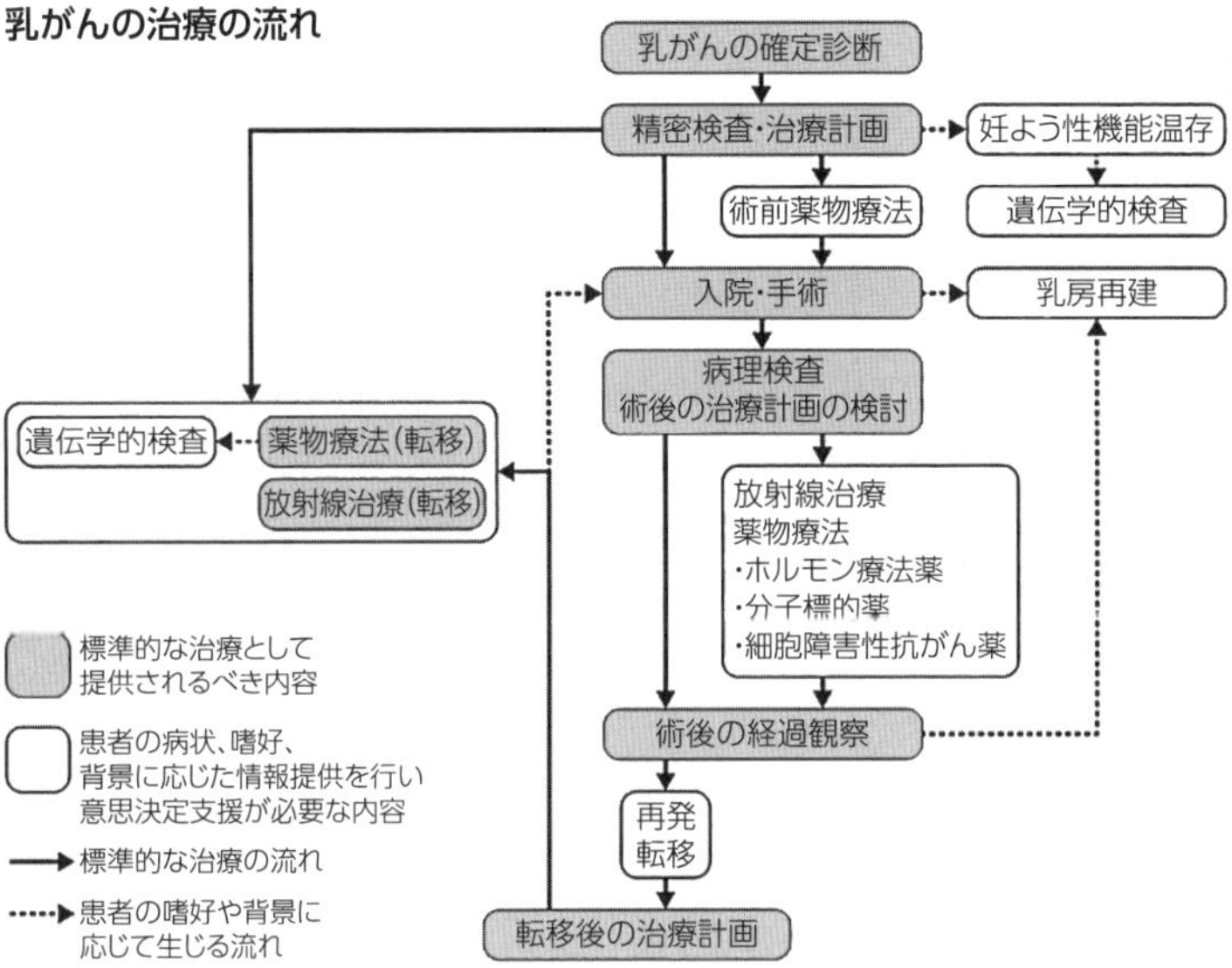

（国立がん研究センターがん情報サービスより：日本乳癌学会編
「患者さんのための乳がん診療ガイドライン2019年版」（金原出版）より作成したもの）

乳がんの治療法には、主に手術、薬物療法、放射線治療があり、乳がんの状態や性質によって、何通りものやり方があります。担当医とよく話し合い、自分に対する標準治療が何であるかある程度理解しておくことが大切です。ここでいう「標準治療」とは、「並の治療」ではなく、「その時点で、患者さんに最も効果が期待でき、安全性も確認された最善の治療」を指します。

正しい知識を得るには、国立がん研究センターがん情報サービス（https://ganjoho.jp/）や、日本乳癌学会の「患者さんのための乳癌診療ガイドライン」（http://jbcs.gr.jp/guidline/p2019/guidline/）が参考になります。

切らずに治す最先端のがん放射線療法

医学研究科放射線医学　教授　芝本　雄太

放射線治療は、この20年間で大きな発展を遂げました。３㎝くらいまでの肺がんや肝臓がんは、切らずにピンポイント照射で治せますし、前立腺がんもほとんどが新しい放射線治療とホルモン療法で治せます。

いま注目を浴びる放射線治療

近年、がんに対する放射線治療は飛躍的な進歩を遂げています。さまざまな情報誌で最新の放射線治療の話題が取り上げられるようになり、「主役交代がん治療」といったキャッチフレーズも登場しました。外科手術がこれまでのがん治療の主役でしたが、切らずに治す放射線治療や内科的な薬物療法が発展し、最近ではいくつかの病気で、手術と肩を並べる成績が出せるようになったのです。

日本では、この「切らずに治す」放射線治療の普及が立ち遅れていました。アメリカやヨーロッパでは、がん患者の約３分の２が何らかの形で放射線治療を受けていますが、日本では25%とかなり差があります。

原因のひとつに、マスコミの影響があるでしょう。大学病院を舞台にした大ヒットドラマ『白い巨塔』では、主役の外科医が厳しい表情を見せながら「切るしかない」とセリフを決めました。実際の医療現場でも、外科医は比較的最近までヒーロー扱いされていました。こうしたことから多くの方に、がんとは「切って取るのが最善だ」という先入観が植えつけられたのではないでしょうか。

しかし、実際自分が病気になったら、体にメスを入れることを喜んで受け入れるでしょうか。外科手術を否定するわけではありませんが、手術後は何年も傷痕が痛むことがありますし、体の機能や運動能力も落ちたりします。切らずに治す治療が時代とともに発達すれば、当然それが主流になっていくでしょう。

これまでの放射線治療でも特定のがんは完治する

これまでの放射線治療では、病巣の周辺を、余裕を持って広めに照射していました。かつての画像診断では病変の範囲が正確に決められないことがあり、病変自体が呼吸などに伴って多少動くこともあるためです。現在の高精度放射線治療のように多方向から照射するようなこともなく、正常な部分にも腫瘍部分と同じような線量の放射線が当たってしまうことが多々ありました。結果として、腫瘍を治すのに十分な線量が投与できないこともしばしばでした。

このような放射線治療でも治せるがんはあり、そうめずらしくもありません。

たとえば写真1左の喉頭がんのような1cm以下の大きさのがんは、従来の放射線治療でも90%以上の確率で治ります。治療後はがんの跡形はまったくなく、声帯機能もそのまま残ります。

写真2左は食道がんで、大きさは5cmほど。食道がんは、喉頭がんと同じ扁平《へんぺい》上皮がんですが、喉頭がんに比べて発見に時間がかかることが多くあります。それでも、放射線治療あるいは放射線+抗がん剤治療がよく効けば、がんは跡形もなく消失し、食道の機能が損なわれずに済みます。最近は放射線と抗がん剤の併用療法が発展してきて、手術と遜色のない治療成績が得られるようになりました。

しかし、従来の放射線治療では治りにくいがんもたくさんありましたので、正常組織への照射をできるだけ少なくし、病巣部に放射線を集中させる高精度放射線治療の開発が進みました。

切らずに治す放射線治療は、その進歩とともに時代の流れを作りました。そして今、新しい高精度治放射線治療に注目が集まっています。放射線治療と手術の効果の違いについての一般の方々の認識の差も、徐々に解消に向かうのではないかと思います。

精度が高くなった放射線治療

放射線治療の、最近の大きな進歩のひとつに、「定位放射線治療（ピンポイン

写真1　早期喉頭がん（声門上がん）の1例

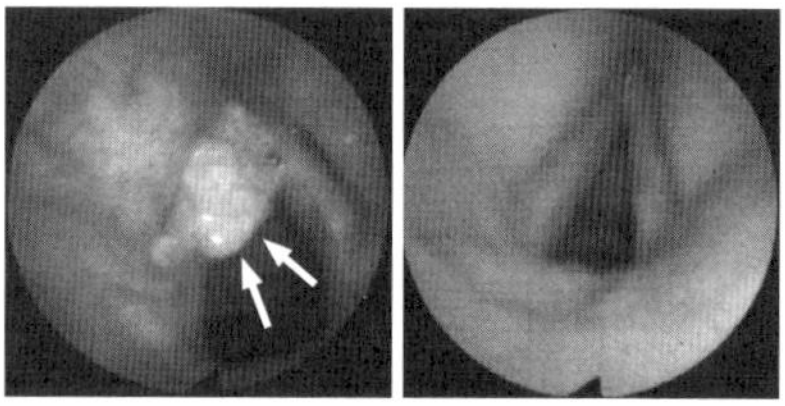

左:放射線治療前、右:放射線治療2年後

写真2　進行食道がんの1例

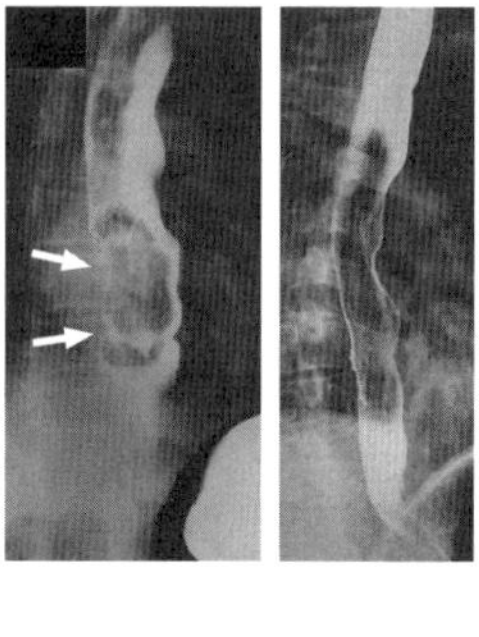

左:放射線治療前、右:放射線治療1年後

ト照射）」が挙げられます。概ね３㎝以下の、ステージⅠの肺がんや肺転移、肝がん、肝転移などに対し、さまざまな方向から徹底的に狙い撃ちして治そうというものです。20年あまり前から試行され、ここ10年ほどで方法と有効性が確立されました。

患者さんはベッドに固定され、少し窮屈な思いをしますが、それも1回1時間ほど。通常4回の照射で治療が終わります。4日間連続で照射してもいいのですが、名市大病院では週に2回の、2週間で治療します。

ステージⅠの肺がんは、多くがこのピンポイント照射で完治しました。写真3左の2㎝程度の扁平上皮がんは、半年後には消失し、副作用としてよく起きる「放射線肺炎」[※1]もほとんどなく済みました。

ひと昔前は「切るのが一番」と、標準治療が外科手術とされてきたステージⅠの肺がんですが、切らずに治す治療も、手術と遜色ない成果をあげています。ステージⅠの非小細胞肺がんの手術後の5年生存率は、代表的なもので70～80％。スピンポイント照射の場合は、名市大病院と関連病院のデータで5年生存率が71％と、ほとんど変わりません。

ステージⅠの肺がんよりももう少し大きく、不規則な形の腫瘍には、「強度変調放射線治療（ＩＭＲＴ）」という新しい照射法が有効です。やはり多方向から照射しますが、照射中も照射範囲を変化させ、正常な部分には線量を少なく、病

写真3　IA期肺腺がんの1例

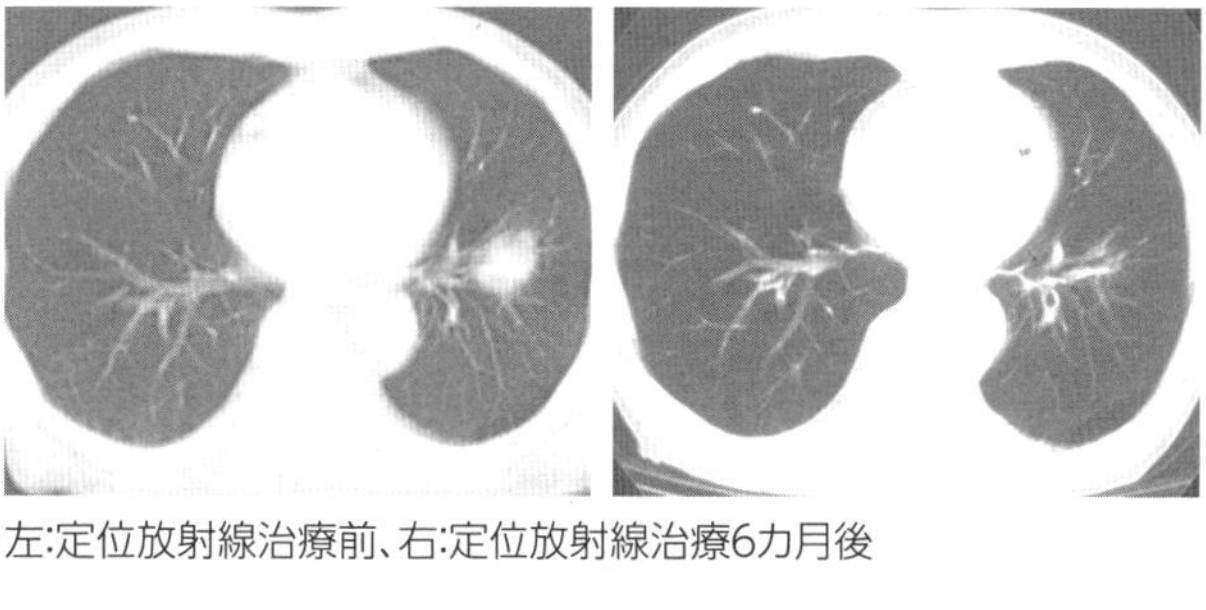

左:定位放射線治療前、右:定位放射線治療6カ月後

※1　放射線肺炎
放射線が照射された部位に細菌やウイルスの感染が原因ではなく起こる肺炎。放射線治療終了後2～3カ月で起こることが多く、ほとんどの場合1・5～2カ月で自然に治る。画像上肺炎像が見られても、無症状のことが多い。

変部には集中するよう、X線ビームの強度に変化をつけて照射していきます。優れたコンピューターが複雑な線量分布を計算し、医師の希望に沿うように当て方を指示してくれます。

前立腺がんや頭頸《けい》部がんがこの治療に適していて、最近は保険適応の範囲がさらに広がりました。前立腺がんでは、副作用の起こりにくい限界線量が、従来の放射線治療では66Gy程度でしたが、IMRTでは同様の安全性で80Gy相当まで照射することができます。その結果、前立腺がんの治癒率は15~20%向上し、全病期・全リスク群の平均として約85%がIMRTで治せるようになりました。

近年は、定位放射線治療・IMRTの技術を乳がんにも応用し、切らない治療を進めています。乳がんの標準治療は手術(全摘術または部分切除術)ですが、患者の多くにとって、乳房の全摘はもちろん、部分切除も避けたいものでしょう。通常、乳房を部分切除した後は全乳房に放射線を照射しますが、部分切除を行わずに、全乳房照射に続いてピンポイント照射またはIMRTを行い、完治させる治療が可能になりました。

写真4はこの治療を行った患者さんですが、乳がんと腋窩《えきか》リンパ転移を消失させることができました。放射線で治療した乳房はより丸みを帯び、バストアップするという現象が特徴としてみられます。最近、少しずつ患者さんの数が増え、実績が増えてきました。経過観察期間は短めですが、手術と遜色ない成績があがっています。乳房にメスを入れたくない患者さんにとって、選択肢が増えることになると思います。

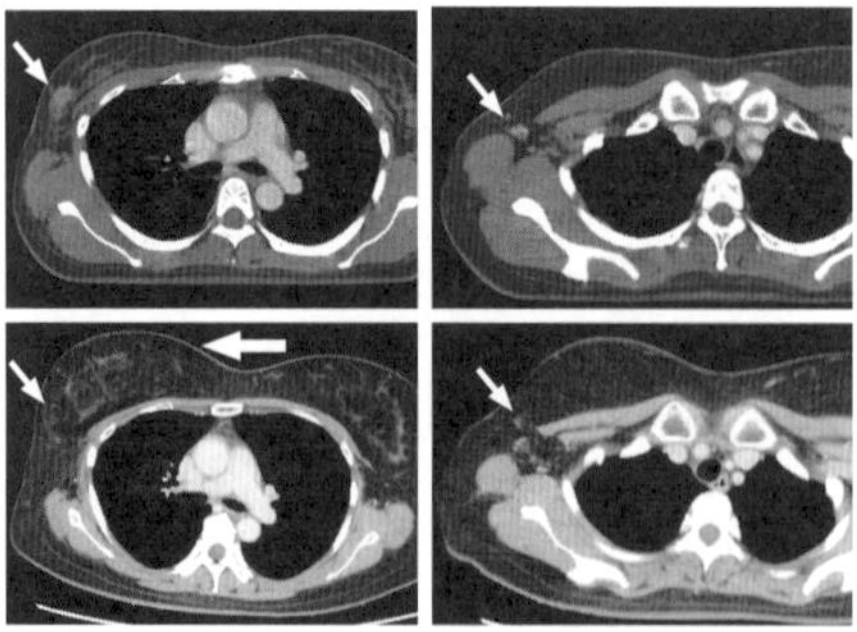

写真4　乳がんIIA期の1例

左上:放射線治療前の原発巣、
右上:放射線治療前の腋窩リンパ節
左下:放射線治療5年後の原発巣、
右下:放射線治療5年後の腋窩リンパ節。
5年後には照射された右乳房が膨らんでいることがわかります(太い矢印)

定位照射（ピンポイント照射）とＩＭＲＴは、もっとも普及している放射線治療装置「リニアック（直線加速器）」の新しい型のものを用いれば可能です。最新型のリニアックは通常の治療にも高精度治療にも用いることができます。

一方、ピンポイント照射とＩＭＲＴ専用の高精度装置も、どんどん新たに登場しています。「ガンマナイフ」は、頭部の病変に対して１９２もの方向からガンマ線を当てる装置です。「サイバーナイフ」は、小型の放射線治療装置を搭載したロボットが患者さんの周りを動き回り、あちこちからピンポイントで病巣部を狙い撃つ照射装置です。

「トモセラピー」は、大型のＣＴ撮影装置のような形をした画期的な装置で、さまざまな病気に対してたいへん有効です。頭頂部から足先まで、骨だけに当てる、という特殊な治療（全骨・全骨髄照射）も可能です。この治療では、脳には放射線を極力当てず頭蓋骨だけにきれいに当てる、肺、肝臓などをできるだけ避けて全身の骨だけに照射する、などということができます。

これからの主役…粒子線治療

これまでは主にＸ線治療について述べましたが、粒子線治療にはさらに高い治療効果が期待されています。これから先は、Ｘ線が粒子線に代わっていき、放射線治療はさらに大きな発展を遂げるものと期待できます。

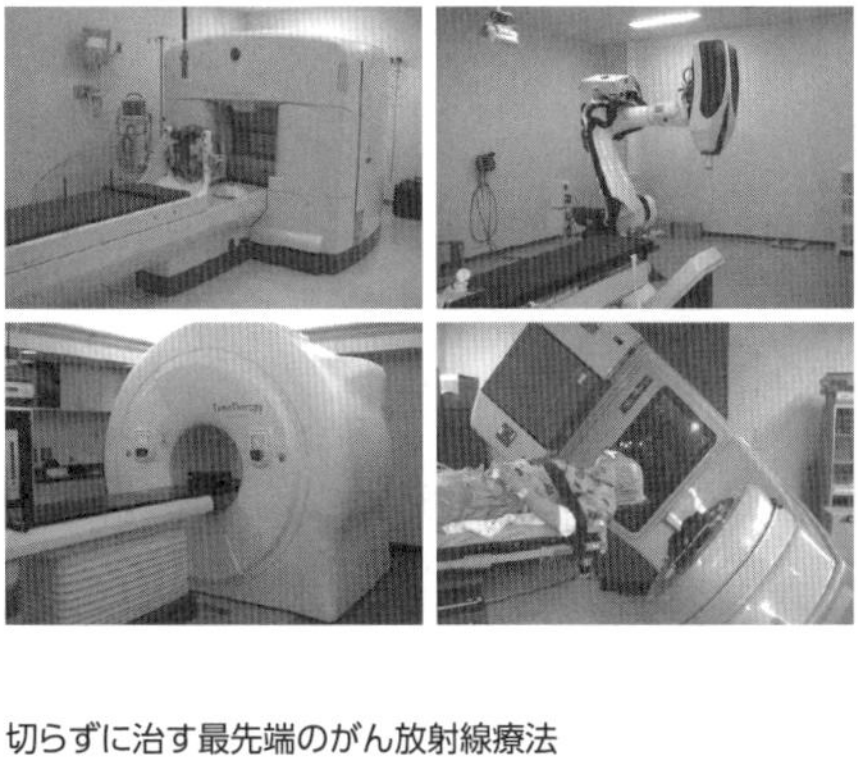

写真5　高精度放射線治療装置
左上:ガンマナイフ、
右上:サイバーナイフ、
左下:トモセラピー、
右下:リニアックによる
脳定位照射システム

水素やヘリウム、炭素、ネオンなどの原子核にエネルギーを与えて放射線にしたものを、粒子線といいます。現在、治療に用いられているのは、水素の原子核を使った「陽子線」と、炭素の原子核を使った「炭素イオン線」の２種類です。原子量がヘリウムより大きい元素をもとにしたものを「重粒子線」というので、炭素イオン線は重粒子線とも呼ばれます。

水素原子は電子の１８４０倍もの質量があり、炭素はさらにその12倍。粒子線の元は、Ｘ線の元である電子よりも、３、４ケタ重く大きいので、そのぶん大きな装置と施設が必要です。

ＤＮＡに対するダメージは粒子線のほうが大きく、特に炭素線になると、効果はＸ線の約３倍。陽子線は、実験室での結果ではＸ線の１・１倍前後の効果ですが、腫瘍に対してはもっと大きいのでは、という声もあります。

Ｘ線は体の中を通り抜け、その途中で狙ったところにエネルギーを与えます。粒子線は、初めは潜るように入っていき、病巣部で集中的にエネルギーを出し、それより奥には浸透しません。より集中的に、狙い撃ちができます。さらにピンポイント照射の技術を用いると、照射したい部位に徹底的に集中した治療ができます。肺がんはＸ線のピンポイント照射でも治療できますが、粒子線治療では、治る確率がさらに上がります。

小さい肝臓がんには、ステージⅠの肺がんと同様、ピンポイント照射が可能で、炭素線と陽子線はＸ線よりさらに効果的です。写真６に示す２人の患者さんは、

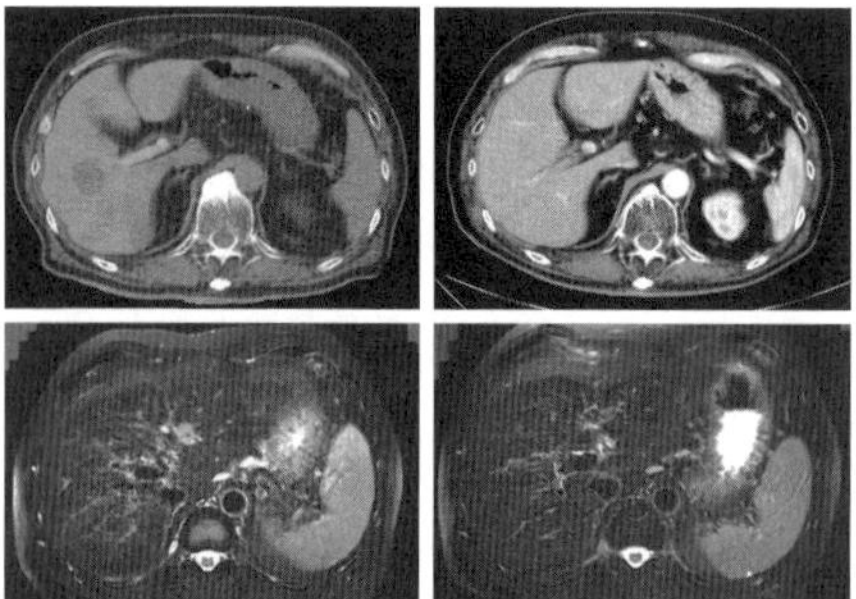

写真6　肝臓がんの2例

左上:炭素線治療前、
右上:炭素線治療5年後。
左下:陽子線治療前、
右下:陽子線治療1年後。

X線のピンポイント照射でも70～85％程度の確率で消失させることができる大きさの腫瘍でしたが、もっと高い確率で治して欲しいと希望され、炭素イオン線と陽子線治療を施しました。２名とも治療後７年以上経過し、完治しています。

粒子線治療は、まだ一部の病気でしか保険適応になっていません。先進医療や自費診療として行うにも、制限があります。

粒子線治療の対象は、通常は転移がないがんですが、原発巣（元の病巣）が治っていて、肝臓や肺への転移が１個だけという場合には、先進医療として受けることができます。愛知県では、名古屋陽子線治療センターと成田記念陽子線センター（豊橋）で陽子線治療を受けることができます。

粒子線治療は、さらなる普及を目指して装置の小型化を進めています。将来はさらに多くの施設で、このような最先端の治療が受けられるようになることを期待したいと思います。

「がん＝手術」という時代は終わりました。今後は啓蒙《けいもう》活動をさらに進め、高いＱＯＬ（生活の質）を目指した「切らないがん治療」を広めて行きたいと思います。

肝硬変と肝がん、これからの治療

医学研究科消化器・代謝内科学　講師
藤原　圭

肝硬変は、さまざまな原因による慢性肝炎が進行して起こる病気です。肝炎ウイルスや自己免疫、最近では肥満や過食による脂肪肝による肝硬変も問題となっています。さらに、肝がんは主に慢性肝疾患のある患者さんに発生するがんでもあります。肝硬変や肝がんの新しい治療について、学びましょう。

肝硬変とは

肝硬変は、19世紀初めにフランスの医学者が、褐色に変化した病気の肝臓を、その色調にちなんで〝シローシス〟と名づけたことで知られるようになりました。日本では色調ではなく、病気の肝臓が固くなり、ごつごつした形になることに注目して「肝硬変」と呼ばれるようになりました。

肝硬変とは、炎症が持続的に起こる「慢性肝炎」の状態となった肝臓の細胞が、長期間の経過で死滅し、線維化をきたし、結果として肝臓の機能が著しく低下し

写真1　正常な肝臓

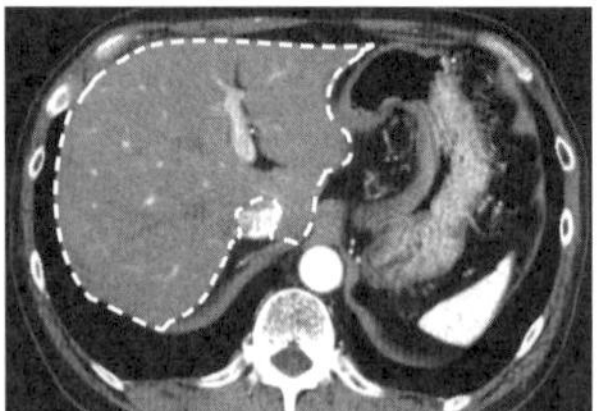

正常な肝臓（点線内）は
表面がなめらか

写真2　肝硬変

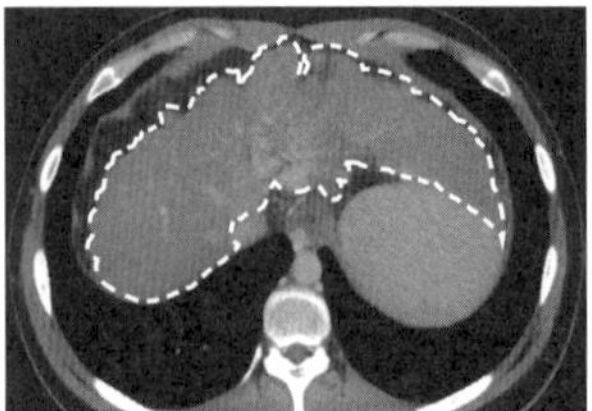

正常と比較すると形がいびつで、
表面も凹凸がある

てしまった状態です。現在では、B型肝炎ウイルスやC型肝炎ウイルスといったウイルスを原因とする「ウイルス性肝炎」のほか、「自己免疫性肝炎」、「アルコール性肝障害」、肥満や過食に伴う「脂肪肝」が肝硬変の主たる原因と判明しています（図表1）。

肝臓はよく「沈黙の臓器」と呼ばれていますが、慢性肝炎から肝硬変に進行する過程では、自覚症状がありません。自覚症状が出るのは、肝硬変がかなり進行してからです。

進行してしまう前に発見するには、採血でAST、ALT、γGTP、ALPなどの数値に異常がないか調べるほか、腹部エコーなどの検査で肝臓の形の異常の有無をとらえます。異常が見つかれば、専門機関で精密検査を受ける必要があります。腹水、食道胃静脈瘤《りゅう》、黄疸《おうだん》、肝性脳症といった、肝硬変のさまざまな合併症が出現する前に原因を特定し、根治治療を行うことが重要です。

原因がウイルスの場合の治療

B型・C型肝炎ウイルスなどの肝炎ウイルスが、肝硬変の原因と判明した場合は、抗ウイルス治療によって病気の進行を防ぐことができます。

原因がB型肝炎ウイルスの場合は、抗ウイルス剤を毎日、何年にもわたって飲み続ければ、病気の進行を防ぐことが可能です（図表2）。

【肝機能を示す酵素値】

■AST、ALT　肝細胞に含まれる酵素で、肝細胞の障害で血中に放出される。ALTが特に、肝障害への特異性が高い。

■γGTP、ALP　胆道系酵素と呼ばれ、胆管の障害で上昇する。

図表1 肝硬変に至るまで

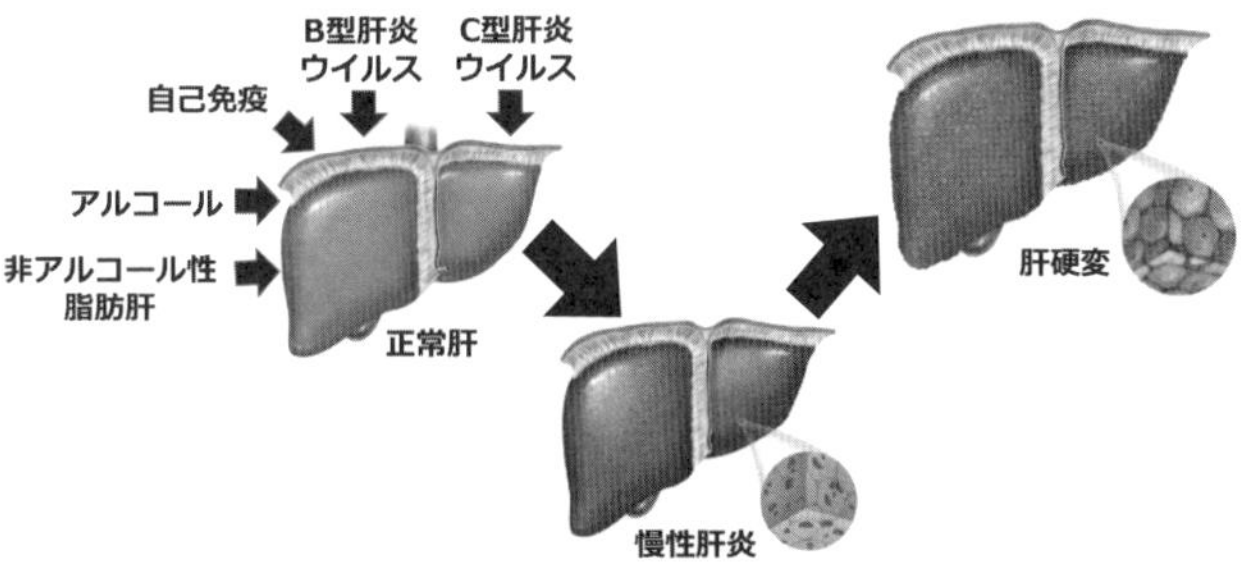

２０００年頃に投与された初期の抗ウイルス剤は、数か月、数年服用を続けると、抗ウイルス剤に対する薬剤耐性ウイルスが出現することが問題となっていました。一方、現在使用されている抗ウイルス剤は、きちんと指示に従って服用していれば、耐性ウイルスが出現する危険はほとんどありません。

服薬継続が困難となるような強い副作用も、あまりありません。現在は効果の高い薬剤が3種類ありますので、もし副作用による症状が気になる場合は、別の薬剤に変更することも可能です。何年間も毎日内服を継続しなければならない薬剤なので、とにかく飲み忘れがないようにチェックすることが大事です。

Ｃ型肝炎ウイルスに対する治療は、インターフェロン[※1]による注射で始まりました。しかし、１９９０年代初めには、インターフェロン治療で治る確率は５～10％ほどしかありませんでした。

２０００年以降、ペグインターフェロン[※2]にリバビリンという内服薬を併用する治療が導入され、治りにくい遺伝子型1型のC型肝炎の方でも、治る確率が40～50％まで上昇しました。ただし治療期間は1年から1年半に渡り、毎週の注射が必要で、体のだるさやうつ病などの副作用もみられました。それも16年以降に保険認可された、飲み薬だけの治療薬の導入により、ほぼ全員の患者さんで治癒が期待できるようになりました。

過去に内服抗ウイルス剤での治療歴がない方に関しては、まずは「グレカプレビル水和物・ピブレンタスビル配合剤」という薬剤を8週間内服、もしくは「レ

※1　インターフェロン
もともと生体内に存在する、抗ウイルス活性を持つ物質。注射剤として投与することで、抗ウイルス剤として効果がある。インターフェロンはタンパク質で、体内で速やかに分解されるため、連日もしくは隔日での投与が必要。

図表2 B型肝炎ウイルスが原因の慢性肝炎は薬で進行が防げる

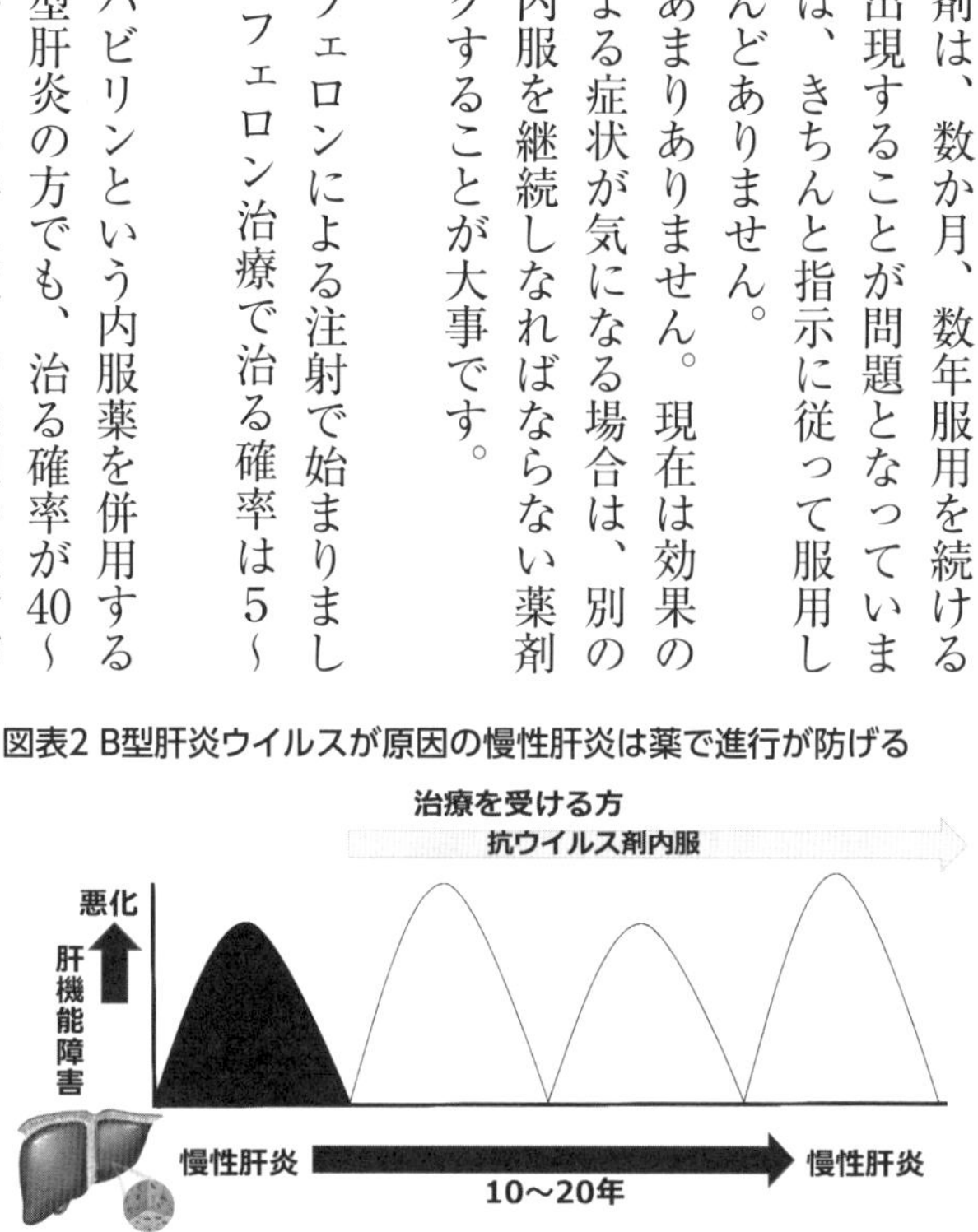

ジパスビル／ソホスブビル配合錠」という薬剤を12週間内服していただきます。これらの薬剤投与で、95％以上の治療効果が期待できます（図表3）。

残念ながら初回治療で治らなかった方に対しては、「ソホスブビル／ベルパタスビル配合錠」という治療薬があり、ほとんどの患者さんで治癒が期待できます。以前は、腹水や食道胃静脈瘤破裂歴のある非代償性肝硬変※3の方に対しての治療ができませんでした。しかし、「ソホスブビル／ベルパタスビル配合錠」は進行して合併症のある非代償性肝硬変の方にも投与でき、やはり高い確率で治癒が期待できます。

以前のペグインターフェロン＋リバビリン治療は、身体、精神的にきつい副作用を伴う治療だったため、治らなかった患者さんがそれ以降の治療を希望されなくなってしまう、というケースがよくみられました。現在の治療は、昔の注射を使用する治療とはまったく異なり、副作用がはるかに軽減していますので、まだ治癒されていない方は、専門医療機関を受診しましょう。

自己免疫性肝炎の治療

自己免疫性肝炎という診断がつけば、「プレドニゾロン」という薬剤がよく効きます。軽度の肝障害の場合は、ウルソデオキシコール酸が有効とされていますが、肝障害が持続する場合には、副腎皮質ステロイドであるこの薬を投与します。

※2 **ペグインターフェロン**
インターフェロンにポリエチレングリコールを付加することで、生体内で分解されにくくなり、効果が持続する。週1回の投与でよい。

図表3 C型肝炎ウイルスの治療の改善

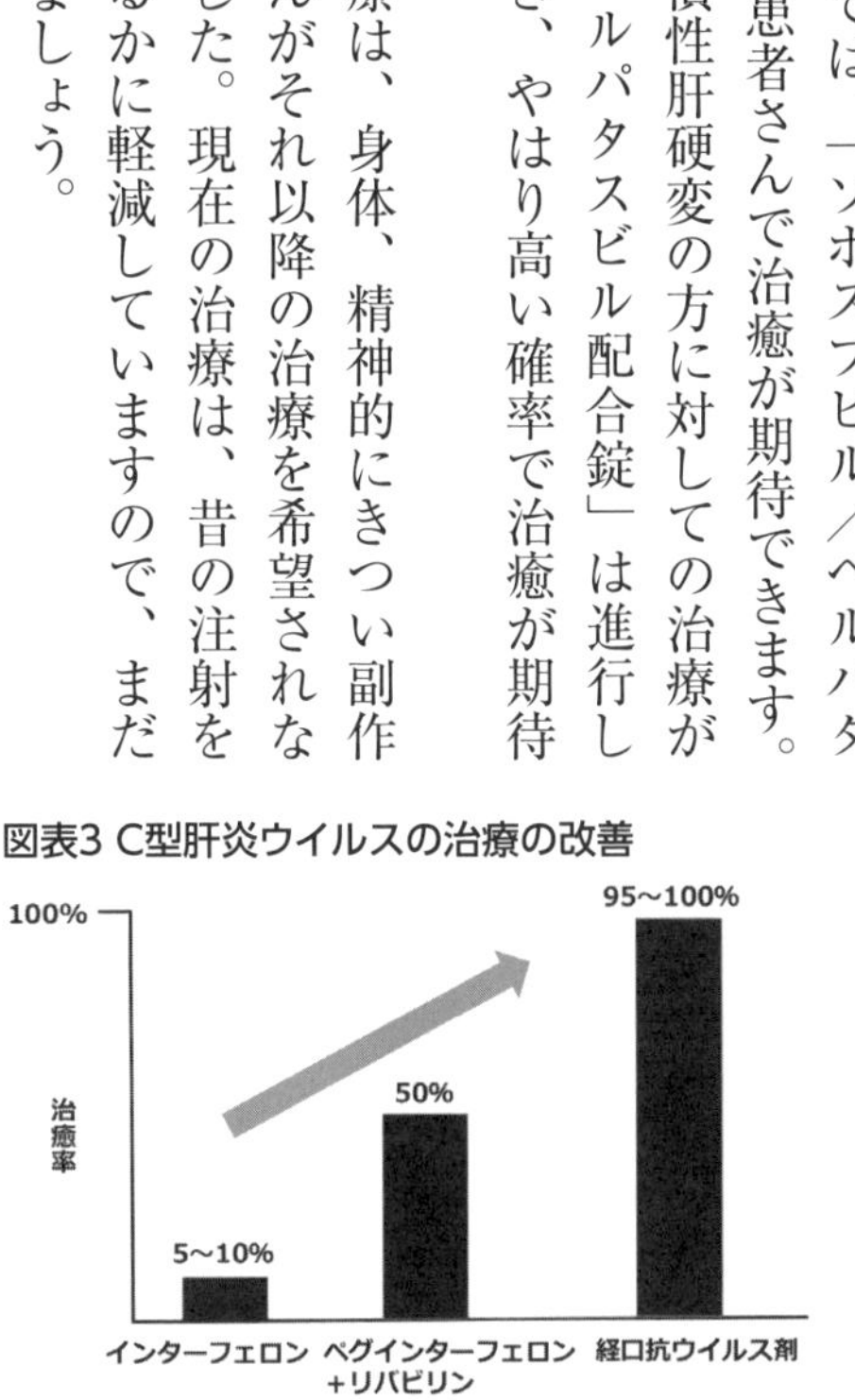

※3 **非代償性肝硬変**
肝硬変には、肝臓の組織が荒廃し、肝硬変の状態になっているものの、機能的には維持され、臨床症状を伴わない「代償性」肝硬変と、さらに進行した腹水、食道胃静脈瘤、黄疸を伴う「非代償性」肝硬変がある。

プレドニゾロンにはさまざまな副作用があるので、長期間の高容量での内服は望ましくありません。少しずつ減量していきますが、減量中に再度肝障害が起こる場合は、免疫抑制剤投与の検討が必要となります。

脂肪肝の治療

最近増加している脂肪肝は、肥満や脂肪摂取といった生活習慣が原因なので、食事運動療法を積極的に行います。糖尿病や脂質異常症を合併する方が多いため、そちらに対する治療も必要です。

非アルコール性脂肪性肝炎の治療は、食事運動療法が主体となりますが、ビタミンEを内服する、という治療もあります。

進行してしまった肝硬変の合併症に対する治療

前述のような治療が残念ながらうまくいかなかった患者さんや、発見されたときにすでに高度進行の肝硬変であった患者さんには、さまざまな合併症が起こります。食道胃静脈瘤破裂による吐血、腹水・むくみによるおなかの張り、足のむくみ、肝性脳症による手の震えや意識の混濁《こんだく》、黄疸《おうだん》により皮膚や目の結膜が黄色になる、などです（図表4）。

腹水、肝性脳症に対する薬物療法は、最近進歩し、かつては頻繁に入院を必要

図表4 肝硬変の合併症

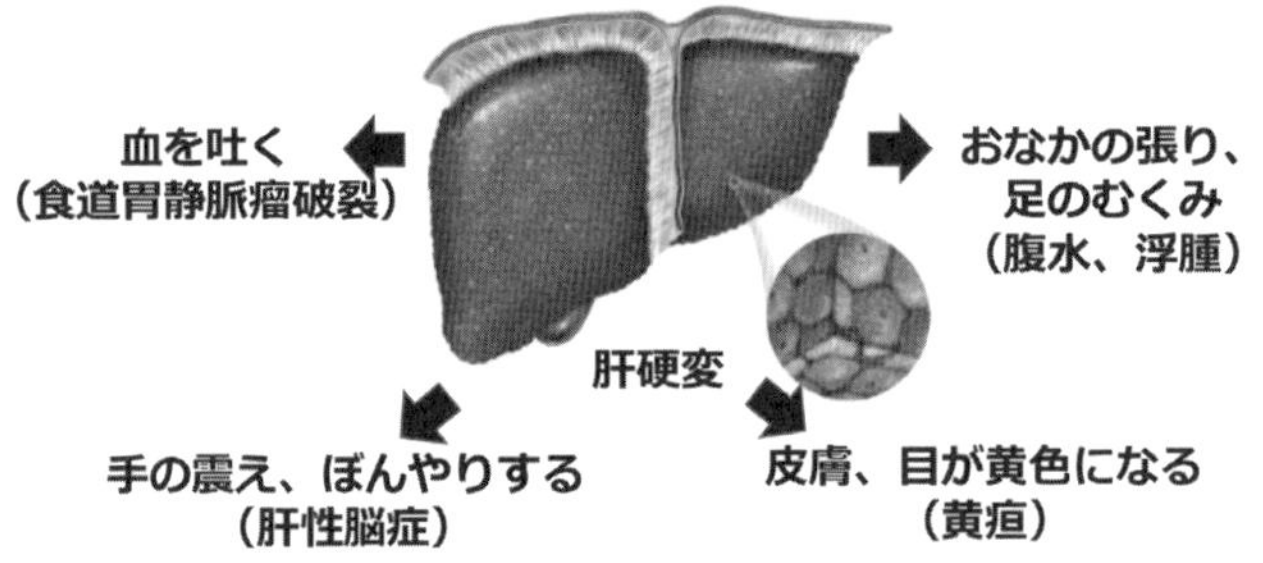

とした病状の方も、外来通院で体の状態を維持できるようになってきています。それぞれくわしく見ていきましょう。

①腹水に対する治療

従来から「フロセミド」、「スピロノラクトン」という利尿剤が使用されてきました。低アルブミン血症を伴う場合には、アルブミンを血液製剤として補充する治療が行われていました。最近では「トルバプタン」という、水を調節して、体液をコントロールし、腹水を減少させる治療が積極的に行われています。従来の治療とは効果が異なるため、併用しながら治療をすることもできます。

これらで腹水のコントロールができない患者さんには、腹水に針を刺して排液するか、「腹水還元濾過《ろか》療法」を行う、といった形で治療を行います。

②肝性脳症に対する治療

肝性脳症では、アンモニアやそのほかの有害物質を肝臓が分解できなくなり、手が震える「羽ばたき振戦《しんせん》」や、つじつまの合わないことを言ったり、意識が混濁したりする症状が現れます。悪化すると昏睡状態となり、呼びかけても反応しない「肝性昏睡」となり、緊急入院が必要となります。

二糖類製剤、分岐鎖アミノ酸製剤の内服、点滴薬などで治療してきましたが、数年前より「リフキシマ」という内服薬が保険適応となりました。肝性脳症の症状がある方に内服していただくと、重度の昏睡や羽ばたき振戦を防ぐことができ

【肝性脳症のお薬】

肝性脳症は、アンモニアやそのほかの有害物質が肝臓で分解できなくなることにより発症する。

二糖類製剤や分岐鎖アミノ酸製剤は、普段の生活の中で、アンモニアなどの有害物質の血中での上昇を抑える薬剤。特に二糖類製剤は、腸内のｐＨを酸性に傾け、アンモニアを産生する細菌を抑制し、高アンモニア血症を予防する。

肝臓でアンモニアが分解できないときは、筋肉でアンモニアを分解するが、その際に分岐鎖アミノ酸を使用することから、分岐鎖アミノ酸製剤も使用される。

ます。この薬の登場により、重度の肝性脳症で入院が必要となる患者さんは減少しています。

③食道胃静脈瘤に対する治療

まずは、内視鏡検査や造影剤を用いたCT検査で、静脈瘤の存在を確認します。最近は吐血や下血する前に静脈瘤を発見し、出血予防の治療を行うことが主体となってきています。

「内視鏡的食道胃静脈瘤硬化療法」、「内視鏡的食道静脈瘤結紮術《けっさつじゅつ》」で治療を行います。胃の中にのみ静脈瘤ができる「孤立性胃静脈瘤」に対しては、※4「バルーン閉塞《へいそく》下《か》塞栓《そくせん》術」を用いた治療を行います。

肝がんの治療

慢性肝炎や肝硬変の患者さんは、肝がんが発生する危険が高くなります。その危険は慢性肝炎から肝硬変に進行するほど高くなりますので、注意が必要です。

肝がんの治療は、がんの個数が3個以下の場合には、以前から局所療法として、外科手術、肝動注化学塞栓術、ラジオ波焼灼《しょうしゃく》術、経皮的エタノール注入療法、放射線治療がとられてきました。4個以上の多発肝がんに対する治療には、肝動注※5療法が行われていました。

最近では、保険適応外ですが、局所療法に陽子線治療が加わり、多発肝がんに

※4 バルーン閉塞下塞栓術
まず、孤立性胃静脈瘤を形成する血管に、バルーン（風船）つきカテーテルを挿入する。バルーンを膨らまして一時的に血液の流れを遮断し、静脈瘤にダメージを与える「硬化剤」という薬剤を投与する。硬化剤は他の体の血管にもダメージを与え得るため、バルーンで血液の流れを遮断して、硬化剤が漏れないようにすることがとても大切。

写真3 肝がん

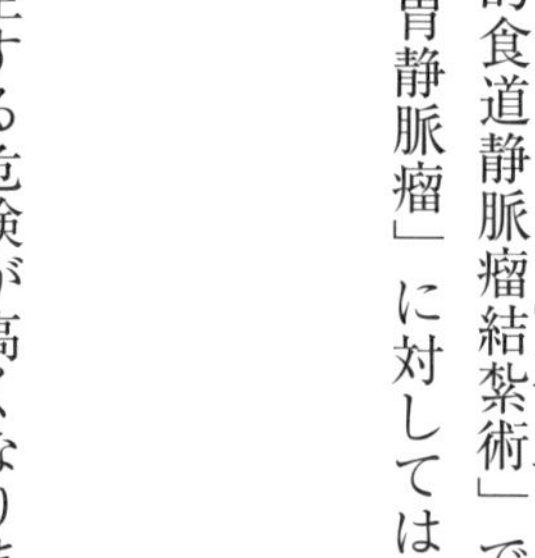

造影剤で白く染まった部分ががん（矢印の部分）

※5 肝動注療法
多発する肝がんに対して、肝臓全体に栄養を与える血管から、カテーテルを通じて抗がん剤を投与し、すべての肝がんに抗がん剤が行き渡るようにする治療。
ほかに、肝がんに栄養を与えている血管を選んで、カテーテルで抗がん剤と血管塞栓物質を同時に投与する「肝動注化学塞栓術」がある。

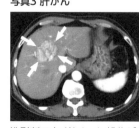

対する治療には、3種類の経口抗がん剤と1種類の静脈点滴の抗がん剤も追加されています（図表5）。

多発肝がんに対する内服と点滴の抗がん剤は、今後さらに効果の高い薬剤の導入が期待されている分野です。最初の経口抗がん剤である「ソラフェニブ」は、2009年に保険認可されました。ソラフェニブ以前の肝がんの抗がん剤は、がん細胞を障害するような薬剤でしたが、ソラフェニブはがん細胞の増殖や、がんが自らに栄養を与えるため動脈をがん内に引っ張り込む「血管新生」という機序を抑える、新しい作用を持つ薬剤「分子標的薬」です。それ以降、ソラフェニブは長期間にわたり、肝がんに対する唯一の経口抗がん剤として投与されてきました。

17年に、ソラフェニブが効かなくなった患者さんに対する経口抗がん剤として、「レゴラフェニブ」が導入されています。翌18年には、「レンバチニブ」という内服抗がん剤も認可されました。レンバチニブはそれまでの抗がん剤より腫瘍を縮小させる効果が強く、目に見えて効果が得られる患者さんもみえます。しかし、肝性脳症や、甲状腺機能異常、タンパク尿といった副作用もありますので、使用に慣れた専門医による投与が望ましいと考えられます。

19年には、前述の治療では効果が得られず、腫瘍マーカーであるAFPが400を超える患者さんに対して、「ラムシルマブ」という点滴の抗がん剤も使用できるようになりました。ラムシルマブまでは、いずれも分子標的薬です。

図表5　がんの数で治療法が異なる

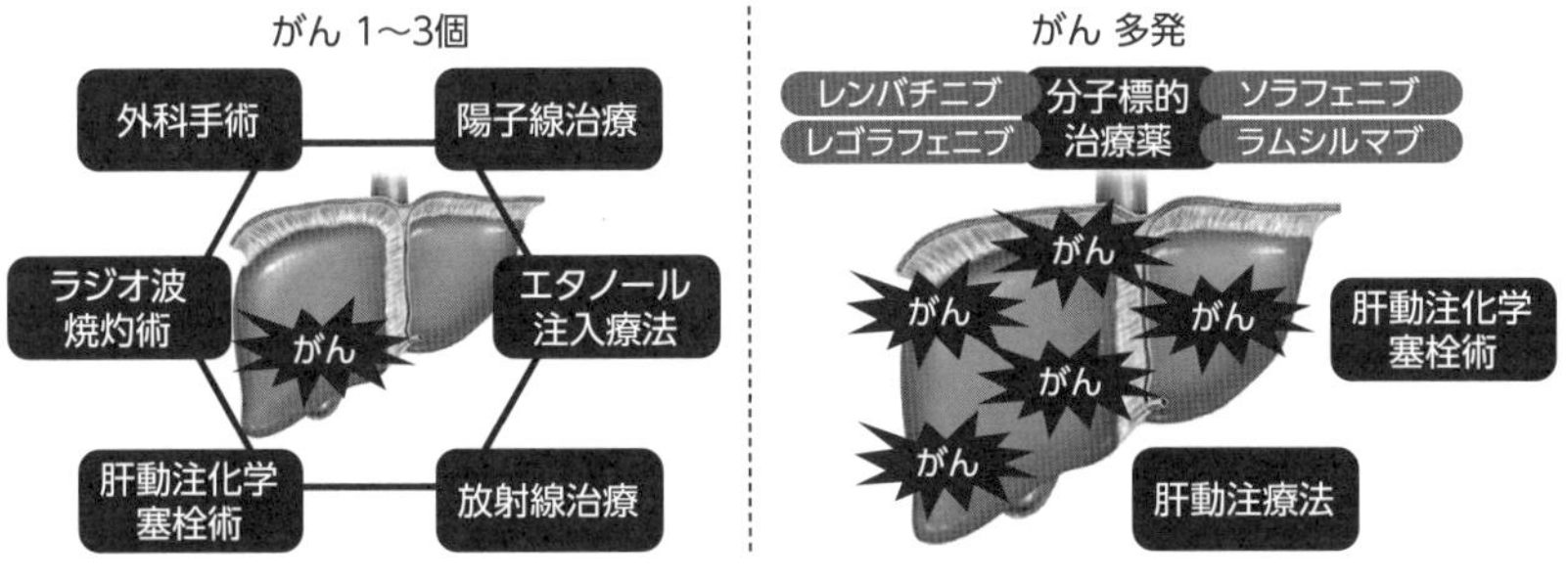

今後、さらに「免疫チェックポイント阻害剤」という薬剤の導入が期待されています。もともとわれわれの体には、がんをやっつける免疫細胞が存在するのですが、がん細胞は敵である免疫細胞の弱点を知っていて、その弱点を攻撃することで、免疫細胞を弱らせてしまいます。

新しい免疫チェックポイント阻害剤は、その弱点を補強する、もしくはがん細胞がその弱点を攻撃する力を無力化することで、免疫細胞が本来持つがん細胞をやっつける能力を維持する薬剤です。

抗がん剤はどんどん新しいもの、以前の薬よりよく効くものが開発され、使用できるようになってきています。私たち医師も、これらの治療を組み合わせて、肝がんを根治する、がんに伴うつらい症状がでないように食い止める、といった最善の治療法を日々研究しています。

コラム
Column
3

開学70周年と“七色の架け橋”

大学事務局　三宅 正嗣

名市大は、2020年に開学70周年を迎えました。「明るい未来へ、七色の架け橋 ～名市大の果てしなき挑戦～」のコンセプトのもと、さまざまな記念事業に取り組んでいます。

“七色”は、それぞれに歴史と個性を持つ７つの学部・研究科を表しています。それぞれが独自に発展しながらも、７つの色が重なりあう虹のごとく、一丸となって未来へと進んでいけるようにとの思いを込め、このコンセプトができました。

名市大の学部は、実際にそれぞれの“色”、すなわちシンボルカラーを持っています。医学部は赤、薬学部は緑、経済学部は青、人文社会学部はオレンジ、芸術工学部は黄、看護学部はピンク、総合生命理学部が黄緑です。

“色”には、そこからイメージされる言葉があります。たとえば医学部の赤でいうと、「情熱」「愛情」「勇気」などです。まさに、医学には欠かすことのできない大切な素地といえます。

ちなみに、この「名市大ブックス」の表紙の色にもなっているエンジ色は、大学全体のシンボルカラーです。この色は、「強い意志、情熱を持って教育・研究に取り組む姿勢、勉学に励む姿勢や不屈の精神を表し、未来に積み重ねていく伝統を意識させる深みのある色」ということで決められました。

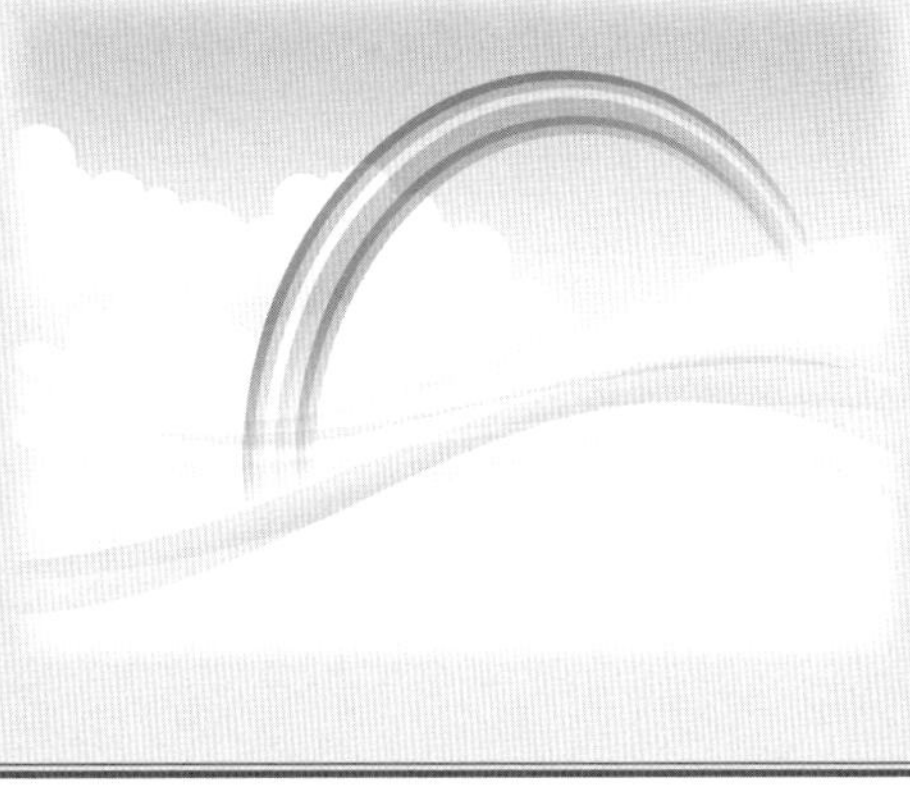

この書籍のシリーズを通じて、本学で教育や研究に励む執筆者たちの熱い情熱なども、お伝えできればと思います。

早期発見と予防が大事！わかりやすい皮膚がんのお話

医学研究科加齢・環境皮膚科学　講師
加藤　裕史

命に関わるイメージの強い皮膚がんですが、治療法も進化し、早期発見すれば、大きな痕を残すこともなく治療することが可能です。紫外線から適切に肌を守り、適切に予防していきましょう。

日本人には比較的少ない皮膚がん

日本での皮膚がんの罹患率《りかん》は、人口10万人あたりで19人程度。女性で最も罹患率の高い「乳がん」は１４５人程度といわれ、皮膚がんの７・５倍です。皮膚がんの死亡率は、10万人あたりで１・３人ですが、男性で最も死亡率の高い「肺がん」は、86・７人です。

一方、米国での皮膚がんの罹患率は10万人あたり３１７人で、日本の16倍もの高さです。人種による差もありますが、海外では、皮膚腫瘍の専門医が全身を診察する皮膚がん検診が普及しており、早期発見が多いことも一因です。

死亡率は10万人あたり35人に達し、やはり日本に比べてやや高いといえます。これには、医療制度の違いなども大きく関係していると考えられます。

国によって患者数が大きく異なりますが、日本では皮膚がんはまれで、早めに発見し適切な治療を受ければ、命に関わる可能性は低い、といえます。

皮膚がんのもうひとつの特徴は、治療によって見た目を大きく損なう可能性があることです。早期のものは手術を行ったとしても傷痕はかなり目立ちにくくなります。さらに近年では一部の早期がんに対して塗り薬で痕を残さず治す方法もあります。

しかしながら、進行した皮膚がんの手術を受けた患者さんは、ＱＯＬ（生活の質を示す指標）がかなり低下するという報告もあります。進行すれば大きな手術などが必要となり、患者さんの不利益が大きい腫瘍といえます。

ここでは、皮膚がんの早期発見のコツ、最新の治療法などを紹介していきます。

皮膚がんの種類

図表１は、皮膚の構造を表しています。

図表1　皮膚の構造

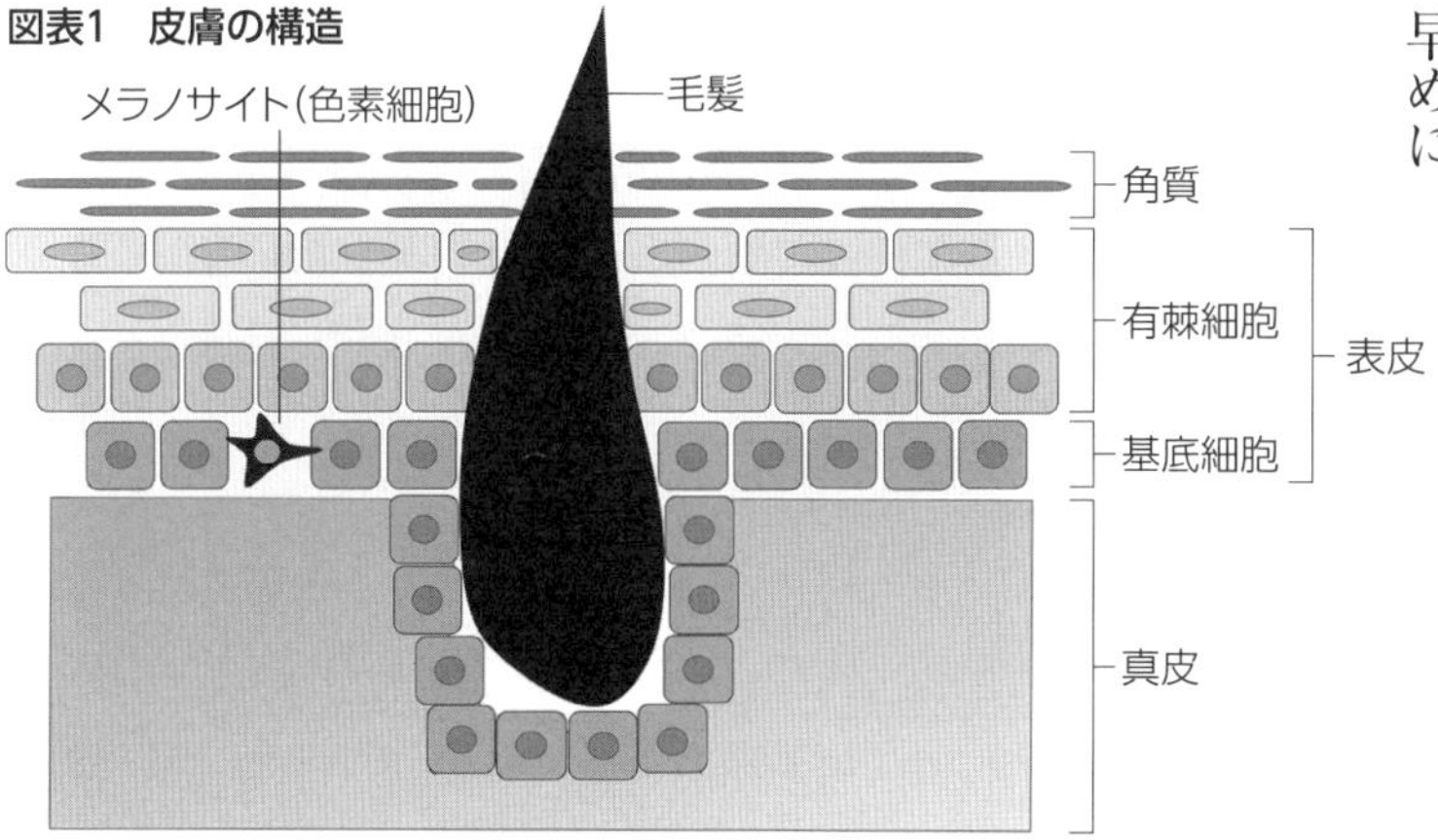

皮膚は、「表皮」と「真皮」で構成されます。主な役割は臓器を守ることですが、刺激を知覚するほか、免疫反応が起こる場所としても重要な役割を果たしています。

表皮は4つの層に分かれています。表皮の細胞は一番内側の基底層から分化してだんだん表面に出ていき、角質となり、最後は垢《あか》として排出されます。真皮には、汗を作る「汗腺」や、皮脂を作る「脂腺」があります。この層には、血管や神経も通っています。毛髪は真皮のところから生えていますが、表皮の細胞にかこまれているので、組織学的には表皮の中にある、ということになります。

皮膚がんとは、このいずれかの層の細胞ががん化したものです。細かく分類すると、「有棘細胞がん」、「基底細胞がん」など、それぞれの細胞の名前がついたがんとなります。このうち最も有名で、予後が悪いとされているのが、「悪性黒色腫（メラノーマ）」です。

まずは皮膚がんにならないよう予防する

では、皮膚がんの原因は何でしょうか。最も大きな要因とされているのが、紫外線です。

わかりやすい例に、オーストラリアで行われた大規模な日焼け止めの試験があります。

写真1　おしりの慢性皮膚炎から生じた有棘細胞がん

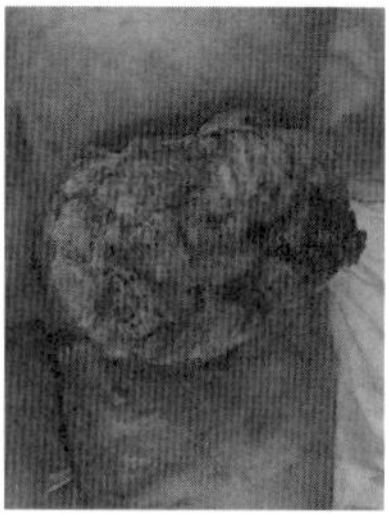

何度も細菌感染をくり返すと、発がんが見られることがある

写真2　こめかみに生じた基底細胞がん

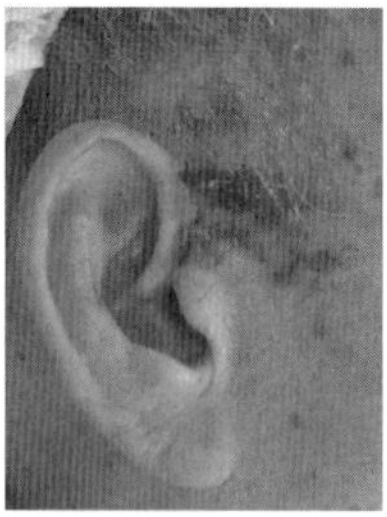

進行すると、このように傷ができてくる

写真3　かかとに生じた悪性黒色腫

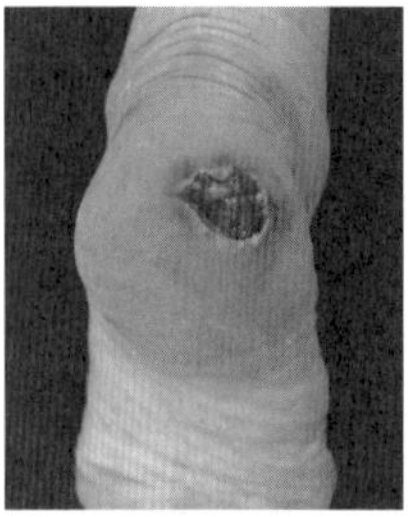

進行し、盛り上がってきている

1621名の被験者を2つのグループに分け、一方のグループには毎日必ず日焼け止めを塗ってもらい、もう一方では毎日ではなく、任意で塗るようお願いしました。これを10年間に渡って追跡したところ、日焼け止めを毎日塗っていたグループは、毎日は塗らなかったグループに比べて、メラノーマの発症率が約50％程度に減少していたのです。有棘細胞がんについても、8年間の追跡調査を行いましたが、こちらも60％程度に減少していました。

紫外線から肌を守ることが、皮膚がんの発症を抑えるのに有効なことがわかります。

紫外線には「UV―A」と「UV―B」の2種類があります。

UV―Aは、波長が比較的長い紫外線で、多くのガラスや窓を透過します。皮膚の場合は、表皮の奥まで透過し、真皮にダメージを及ぼして、シワの原因となります。

UV―Bの波長はUV―Aに比べて短く、ガラスなどでもさえぎられます。波長が短いので、表皮にまでしか影響を与えませんが、少ない量でも細胞に障害が起こります。その結果、表皮内の色素細胞に異常が発生し、シミの原因となります。皮膚がんは、これらが合わさって生じるため、紫外線から皮膚を適切に守ることが重要です。

最も有効なのは、オーストラリアでの研究からもわかる通り、日焼け止めを使

【日焼けサロンの紫外線には要注意】

紫外線を用いた機器の代表的なものとして、日焼けを人工的に引き起こす、いわゆる日焼けサロン用の機器があります。多くはUV―Aの波長を用いて日焼けを引き起こしますが、不適切な使用で肌に障害が出てくることがあります。

海外での大規模研究では、日焼けサロンで日焼けを行うと、35歳未満で開始した方ではメラノーマのリスクが75％上昇するといった報告もあります。また、紫外線ゴーグルを着用して光を当てることが推奨されていますが、顔のムラをなくすためにゴーグルをつけずに照射されることも多く、白内障や網膜障害が起こることも知られています。

海外では日焼けサロンの使用に関して年齢制限があるところが多いですが、日本ではそのようなきまりがなく、利用される方は十分な注意をする必要があります。

用すること。特に顔や頭、手などの日光にさらされる場所には、日焼け止めの使用を強くお勧めします。

日本人（黄色人種）の日焼けのしかたには3パターンあり、①日焼けをすると赤くなるが、後で黒くならない人　②赤くなった後に、黒くなる人　③赤くならずに黒くなる人、がいます。①の方は特に皮膚がんのリスクが高く、若い頃から十分に紫外線対策をするようお勧めします。

日焼け止めの選び方

薬局で日焼け止めを選ぶ際に、目に止まる「ＳＰＦ」と「ＰＡ」という表示。これは、何の数値なのでしょうか？

ＳＰＦは、「Sun Protection Factor」の略で、ＵＶ—Ｂから肌を守る強さを意味します。具体的にいうと、紫外線を浴びたときに、肌が赤くなるまでの時間を何倍に伸ばせるのか、を表しています。

夏場に外に出ると10分で肌が赤くなってしまうという人は、ＳＰＦ50の日焼け止めを塗れば、理論上５００分まで耐えられます。ただし、日焼け止めは汗などで落ちるので、連続して紫外線にさらされる場合は、１、２時間おきに塗りなおす必要があります。

ＰＡは、「Protection Grade of UVA」の略で、ＵＶ—Ａから肌を守る強さのこと。＋から＋＋＋＋までの４段階に分けられ、＋が多いほど効果は強くなります。

【さらにくわしい日焼け止めの選び方】

日焼け止めの主成分は、「散乱剤」と「吸収剤」。散乱剤は紫外線を反射して肌に届かないようにするもので、吸収剤は紫外線のエネルギーを吸収し、熱として放出させます。

一般的な日焼け止めは白いクリーム状ですが、白い成分は主に散乱剤。適切な塗布量（ローションタイプのものなら、手のひらにとった際に1円玉2枚分の面積）を使用すると、かなり白さが目立ってしまいます。

吸収剤は透明なものが多いですが、アレルギー反応などを引き起こすこともあり、特に子供用のものなどは、散乱剤のみで構成されている場合が多くあります。化粧品には日焼け止め効果をもつものも多いため、生活上の紫外線曝露量（どれだけ紫外線に当たるか）や自身の肌の状態を考えて日焼け止めを選ぶことが重要です。

このような話をすると、強い日焼け止めを塗ればよいのか、と誤解されがちですが、日焼け止めに含まれる吸収剤は肌荒れの原因となりますし、散乱剤は肌を乾燥させるので、むやみに強いものを塗ることはお勧めできません。

短時間の散歩や買い物程度の日常生活であれば、ＳＰＦ10～20程度のもの、炎天下でのレジャーやマリンスポーツなどでは、ＳＰＦ50のものがよいでしょう。

車を運転する方は、ハンドルを握る手などにも日焼け止めを。最近の車のガラスには、ＵＶカット効果のあるものもありますが、ＵＶ－Ａはガラスを透過します。

皮膚がんの診断方法

インターネットで「皮膚がん」と画像検索をすると主にヒットする画像は「小さくて黒い腫瘍」です。

おそらく一般的なイメージは、小さく黒い、見た目はホクロやシミと大差のない腫瘍ができ、いつの間にか転移して、命に関わるようになる、といったものでしょう。私も医療の道に入るまでは、同様のイメージを持っていました。

これはある程度は正しいのですが、実際は皮膚がんにもいろいろあって、ほぼ転移せず命に関わらないものから、進行が非常に早く、早期の治療が望まれるものまでさまざまです。

【小さいうちなら傷痕を残さず治せる】

部位にもよるが、小さながんならほとんど傷を残さずに治せる。

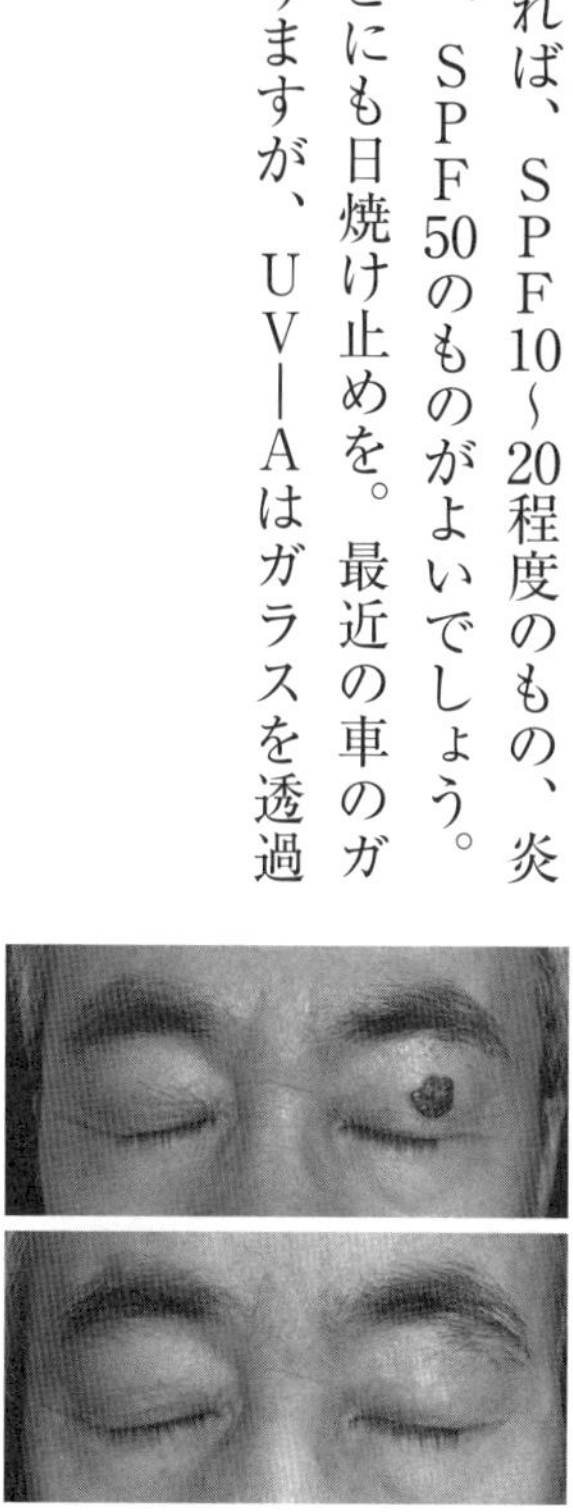

早期の基底細胞がんの治療前後

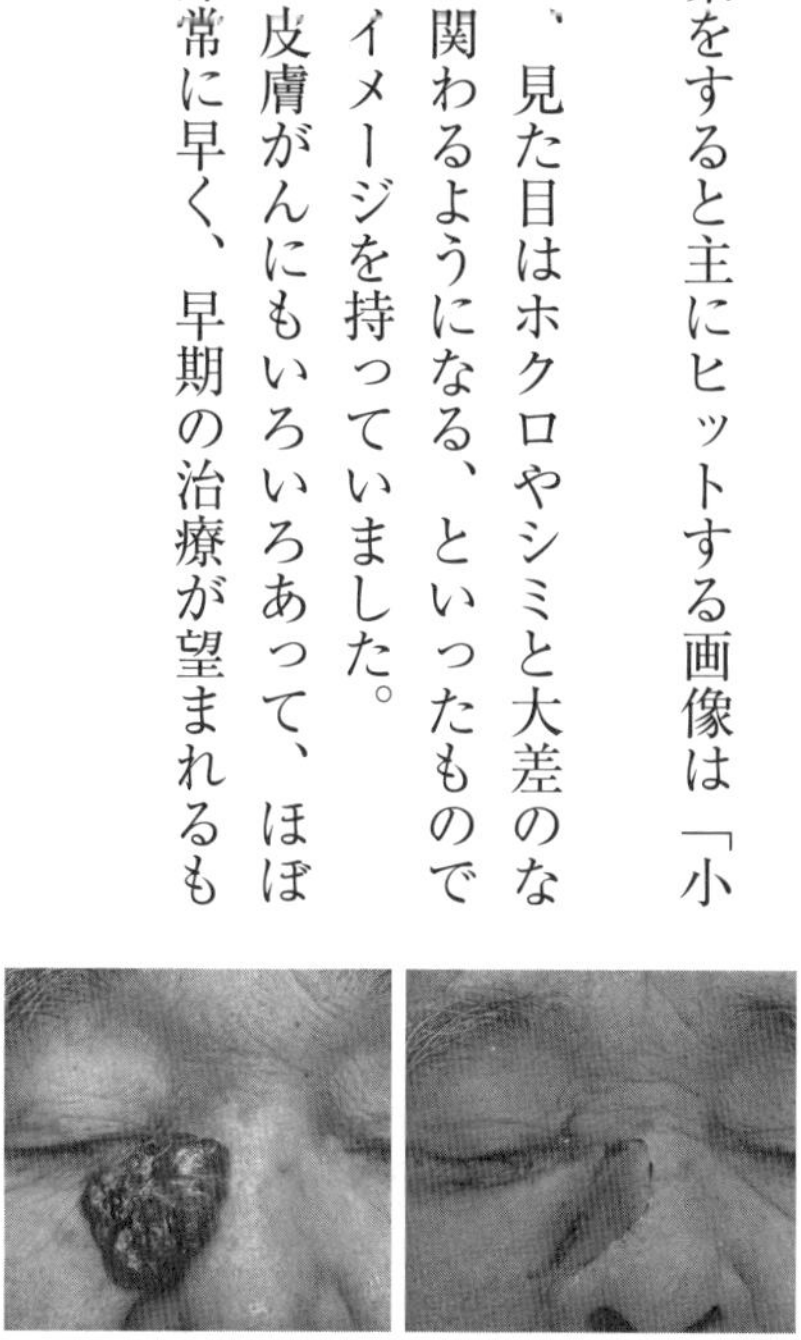

進行した基底細胞がんの治療前後。
早期に比べて傷が目立ちやすい。

特にメラノーマは「ほくろのがん」といわれますが、ほくろががんになる、ということはほとんどありません。

患者さんから「このほくろは、将来がんになりますか?」と聞かれることがよくあるのですが、生まれつき非常に大きなほくろ（先天性巨大色素性母斑）ががん化する一部の場合を除いて、ほくろががんになることは極めてまれです。何もなかったところにほくろのような腫瘍ができるのが、通常のメラノーマです。

ただ、良性のほくろなのか、メラノーマなのかの判断はなかなか難しく、「こんなほくろあったかな」と思った場合は、すぐにインターネットで「皮膚科専門医マップ」と検索し、最寄りの皮膚科専門医の所属する医療機関を受診することをお勧めします。

以下のような場合は特に、がんであることが疑わしいといえます。

①形がいびつである
②周囲の皮膚との境が明瞭でない
③色むらがある
④一番幅のある部分の長さ6㎜以上

普段は目につかない背中や足の裏も、積極的に観察してください。

私たち皮膚科医でも、ほくろかがんか、見分けが難しい場合があります。

1990年代までは、肉眼的な特徴と経験から判断し、少しでもがんが疑われる

写真4　メラノーマのダーモスコピー写真

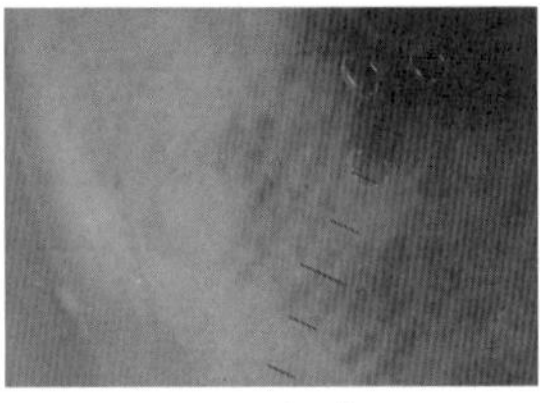

しわに沿って色素が見られる

写真5　ほくろのダーモスコピー写真

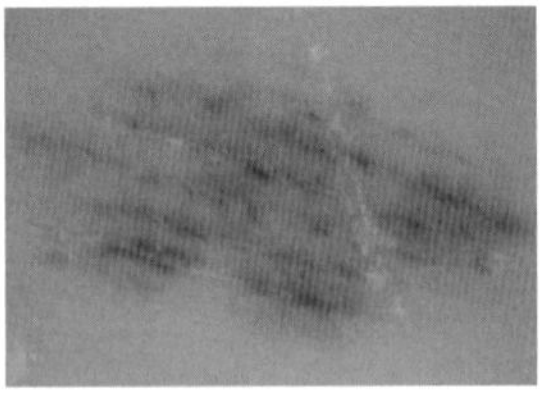

しわを避けるように色素（黒いところ）が見られる

写真6　足の側面などに見られるほくろのダーモスコピー写真

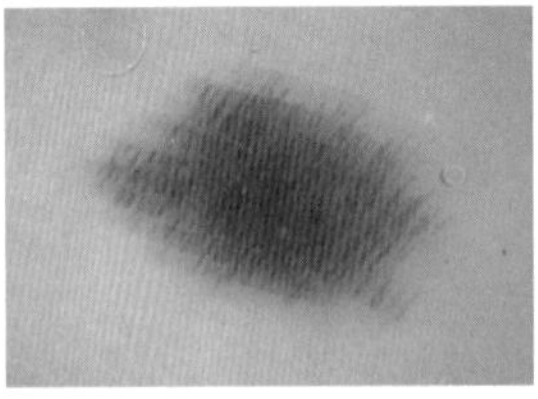

体重がかかる場所はハケでぬぐったように見えることがある

ものには、手術をしていました。

今は新たに開発された「ダーモスコピー」という診断器具で、切除前でも、皮膚科の専門医で80％程度、皮膚腫瘍の専門医で90％を超える高確率の診断が可能になっています。

日本人に多い足の裏のメラノーマも、ダーモスコピーで早期診断ができるようになりました。足の裏のほくろは、皮膚のしわにある溝（皮溝）に沿って、色素があるのが普通ですが、メラノーマでは、しわの盛り上がった部分（皮丘）に色素が表れます。


爪のメラノーマも日本人に多く、外来には「爪に黒い線が出てきたので、がんが心配で受診しました」という患者さんがよく来ます。

線が太く、色むらがあり、爪を超えて周囲の皮膚にも黒ずみがでてくるような場合は、多くが悪性です。進行すると爪が割れ、ただれや隆起が出現してきます。

線がまっすぐで色むらのない場合は良性である可能性が高く、線が爪先まで伸びず根本に集中していて、若干赤みが見られる場合も「爪下出血」という内出血の可能性が高いと考えられます。10歳未満の子どもの場合も、ほとんどが良性で、時間が経つと消えてしまうこともよくあります。ただし、時間の経過とともに病変が拡がるような場合は、十分な注意が必要です。

ちなみに、ある有名な野球漫画で、爪に点状の黒い模様が現れ、メラノーマと

写真7　ダーモスコピーの器具

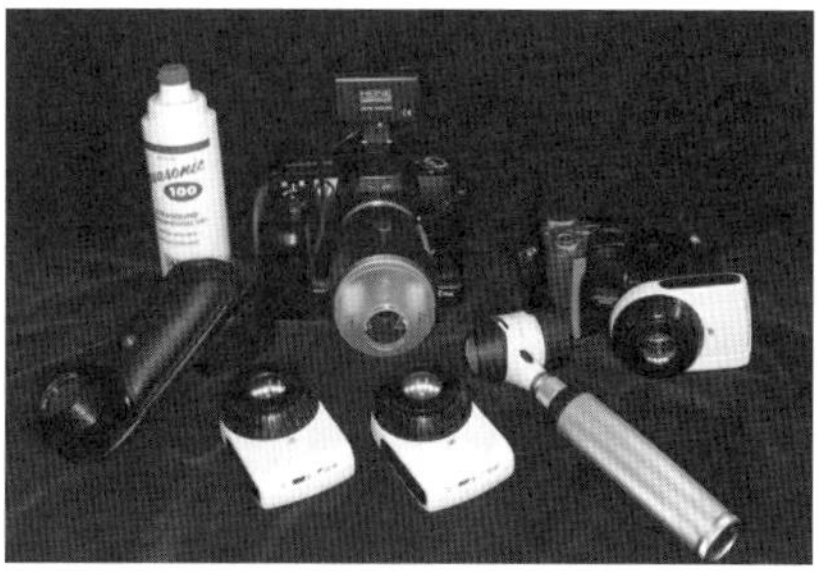

診断された女子高生が亡くなる場面がありました。しかし、点状の模様が爪に現れることはまれで、爪のメラノーマのほとんどは線状です。

メラノーマの治療方法

2010年代までは、基本的に、手術で腫瘍を完全に切り取ることのみが治療方針とされていました。メラノーマは、放射線治療に対する耐性が高く、有効な治療薬もなかったからです。

しかし、14年に「免疫チェックポイント阻害剤（ノーベル賞で有名になったオプジーボ®など、免疫を活性化させて腫瘍を攻撃する薬）」の保険承認がきっかけで、有効な薬がいくつも開発されました。医療現場で実用できるようになり、生存率も格段に上昇しています。

よって現在は、腫瘍の厚みやリンパ節への転移の大きさなどにより細かく分かれるものの、転移がない場合は手術を行い、転移がある場合は薬物療法を行う、という考えが主流です。

薬物療法については、免疫チェックポイント阻害剤のほか、遺伝子に特殊な変異がみられる腫瘍に高い効果をもつ「分子標的治療薬」を使用するのが通例です。従来の抗がん剤と比べると、効果が非常に高く、脱毛や嘔吐《おうと》などの副作用も少ないのが特徴です。このほか、ウィルスを用いて腫瘍を溶かしてしまう治療法や、

図表2　爪のがんの見分け方

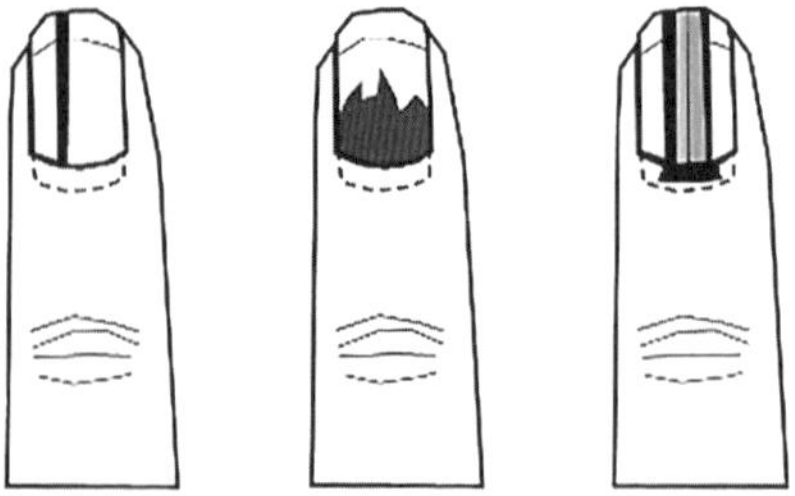

【a】　【b】　【c】

【a】は爪甲色素線条（良性の爪の色素病変）。10代までは経過観察とすることが多いですが、成人で出現した場合は皮膚科の受診が勧められます
【b】は爪下血腫。ほとんどは経過観察で消失します
【c】は爪のメラノーマのパターンで、色調に濃淡があり、爪を超えて色素がみられるようなものはすぐに皮膚科へ受診することをお勧めします

いくつかの薬剤を併用する方法などについても研究が進んでいます。

メラノーマは免疫に対する反応が非常に強く、今後も治療薬の開発が見込まれています。

がん薬物療法の新たな潮流

医学研究科血液・腫瘍内科学　教授　飯田 真介
医学研究科血液・腫瘍内科学　教授　小松 弘和

日本人の2人に1人は、生涯に一度はがんを経験し、年間約100万人ががんに罹患しています。がんの手術療法や放射線治療は、局所治療により根治を図りますが、がん薬物療法は薬物の全身投与によって、がんの制御、もしくは根治を目指すもので、近年、新しい作用機序による新治療が誕生しています。

従来の抗がん剤から新しい時代の薬物療法へ

がんの薬物療法は1943年、海外で化学兵器を積んだ船が爆撃された際に、居合わせた人々の白血球が減少したことから始まりました。46年の「ナイトロジェンマスタード」[※1]の開発に始まり、「アルキル化剤」、「代謝拮抗薬」[※2]をはじめ、多くの抗がん剤が次々に開発され、がん薬物療法の第1の潮流となりました。

やがて、複数の薬を組み合わせ投与する、抗がん剤併用療法が開発され、小児急性リンパ性白血病などの治癒率が著しく向上しました。現在日本では60種類以

※1　**ナイトロジェンマスタード**
1943年の爆撃された船に積まれていた化学薬品で、がん細胞のDNAに結合して増殖を阻害するアルキル化剤の一種。事故では兵士たちを死に至らしめたが、その後白血病や悪性リンパ腫の治療薬として使われるようになった。現在では使用されていない。

※2　**代謝拮抗薬**
がん細胞の代謝を阻害したり、腫瘍に栄養が行きわたるのを防ぐ薬。

上の抗がん剤が使用され、今もがん治療の重要な部分を担っています。

これら従来[※3]の抗がん剤は、がん細胞にだけではなく正常な細胞にも害を起こし、脱毛や粘膜炎、吐き気、血球の減少などの副作用を起こしますが、最近では、支持療法[※4]の進歩によって、副作用が軽減できるようになりました。生命の危険をもたらす重症感染症に対するさまざまな抗菌剤も同時に開発され、輸血療法や痛みの緩和治療も充実し、がん薬物療法はより安全・安心に受けられるようになっています。

がん薬物療法の第2の潮流は、分子生物学の著しい進歩です。21世紀初頭に、がんの原因となる分子を標的として作用する薬剤の開発が盛んに行われました。

第3の潮流は、ノーベル医学賞を受賞したことで有名な、本庶佑《ほんじょたすく》教授などによる「免疫チェックポイント分子」の発見です。皆さんも、「オプジーボ」という商品名の薬剤が話題になったことで、ご存じではないでしょうか。

オプジーボの中身は、「ニボルマブ」という薬剤ですが、このニボルマブが、皮膚がんの一種である悪性黒色腫《メラノーマ》や腎がん、肺がんの腫瘍《しゅりゅう》を著しく縮小させることが12年に報告され、われわれがん研究者にとっても大きな驚きでした。

14年以降には、がん細胞を消滅させる「キメラ抗原受容体導入T細胞（CAR—T）療法」が開発されました。最新のがん免疫療法として注目され、臨床現場でも使用されるようになっています。同様に、T細胞とがん細胞を結びつけるよ

※3　従来の抗がん剤
化学療法剤（殺細胞性抗がん剤）を指す。主にさまざまな化合物を試験管レベルでがん細胞に投与し、その有効性を調べながら開発された。がんの（異常な）分子機構を標的として創薬された分子標的薬とはその異なる開発コンセプト、副作用特性から、分けて取り扱われる。

※4　支持療法
生活の質を改善するために行われる治療。ここでは、たとえば吐き気を鎮める薬など。

うにデザインされた「二重特異性T細胞改変抗体（Ｂ・ｉＴＥ）」も開発され、血液がんを中心に優れた治療成績が報告されています。

本稿では、第２の潮流以降の薬剤について、くわしく紹介していきます。

分子標的薬の隆盛

20世紀後半に、がんの発症メカニズムの研究がさかんに進められ、がんは遺伝子の傷（変異）で起こることが判明しました。がんの発症に関わる遺伝子には、「がん遺伝子」と「がん抑制遺伝子」があります。

「がん遺伝子」は車のアクセルにたとえられ、変異すると、細胞の増殖が止まらなくなったり、細胞の死が阻止されたりします。「がん抑制遺伝子」はブレーキの役割を果たしていますが、変異すると細胞の増殖を抑える機能が破綻したり、ＤＮＡが修復できないようになったりします。

これら２つの遺伝子異常の積み重ねによって、細胞が無秩序に増殖したり、細胞の寿命が延びたりすると、年余を経てがんが発生します。

図表1　がん薬物療法の変遷

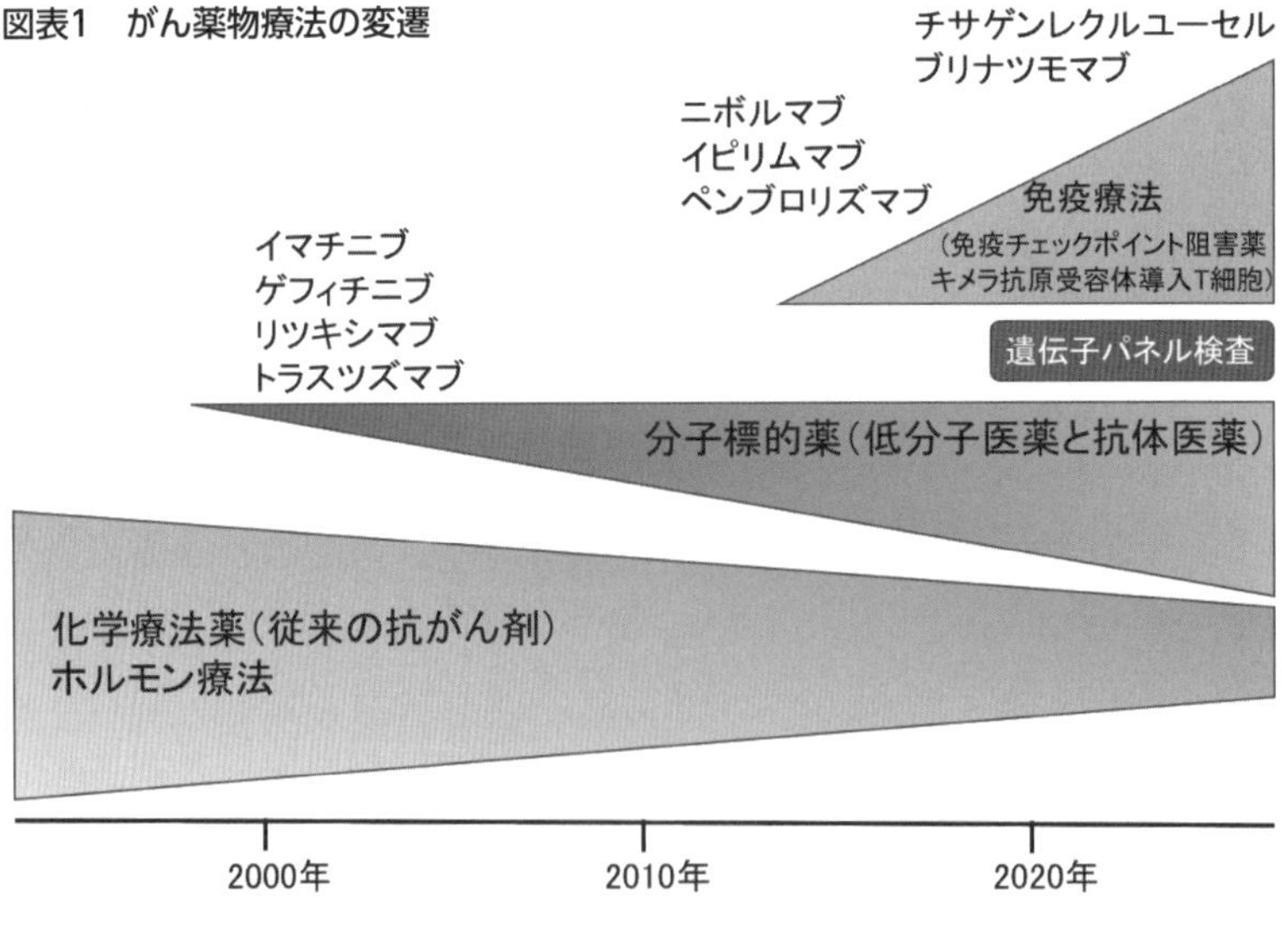

そこで20世紀の末以降、がん細胞のもととなる遺伝子変異や、がん細胞が持つ分子の特性を標的に攻撃する「分子標的薬」が開発されました。

分子標的薬は、細胞の中に入り、がんの増殖や生存を担う酵素・チロシンキナーゼなどを阻害する小さな分子の「低分子医薬」と、がん細胞の外側から効く大きな分子の「抗体医薬」の2つに分類されます。前者は肺がんに対する「ゲフィチニブ」など、語尾に「―チニブ」がつき、後者は乳がんに対する「トラスツズマブ」、悪性リンパ腫の「リツキシマブ」、がん組織への血管新生を促進するＶＥＧＦ分子を標的とする「抗体ベバシズマブ」など、語尾に「―マブ」がつきます。

低分子医薬で代表的なものが、２００３年に慢性骨髄性白血病に対して開発された「イマチニブ（Ａｂｌ阻害薬）」です。

慢性骨髄性白血病は、23対（46本）ある染色体のうち、９番染色体と22番染色体が入れ替わり、再結合（染色体転座）して、異常な細胞増殖を起こす遺伝子が生まれてしまう病気です。多くは診断から5年以内に悪化して、急性白血病になり、早い時期に骨髄ドナーから移植を受けることでしか救命できませんでした。

それがイマニチブの登場で、長年にわたり、急性白血病への移行を阻止できるようになりました。一部の症例では、イマチニブを中止した後も白血病の遺伝子が検出されない、という画期的な効果がもたらされています。さらに強力な効果を有する類似の薬剤が4種類開発され、現在では骨髄移植を受けなければならないケースは、一部に限られるようになりました。

図表2　イマチニブは白血病の原因であるBcr/Abl融合タンパクの酵素の働きを抑制し、白血病細胞を死滅させる

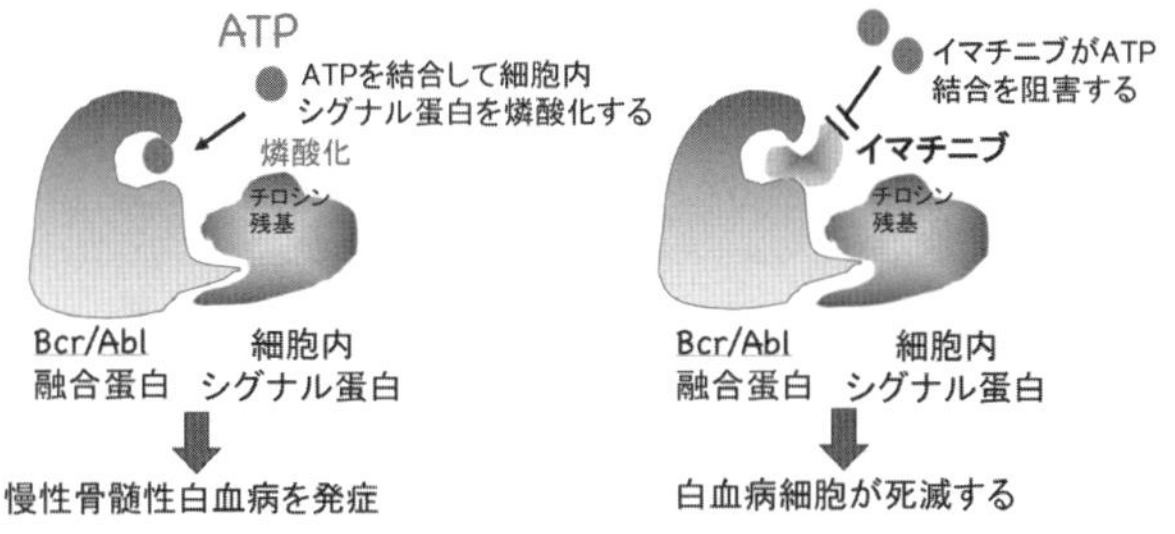

以降、さまざまながん種に対して約40種類の低分子医薬が誕生し、開発競争はいまなお世界中で活発に行われています。また大きな分子の抗体医薬は、日本では現在約30種が保険適応となっています。

個々人に対するオーダーメイドのがん治療「プレシジョン・メディシン」

従来の抗がん剤や分子標的薬を選ぶ際には、胃がん、肺がん、大腸がんなど、がんの種類によって多くが決められてきました。しかし、個々人のがん細胞の遺伝子変異は、同じがん種であっても多様で異なることが判明したため、がん種にとらわれず遺伝子変異に基づいた治療開発が行われるようになっています（プレシジョン・メディシン）。患者さんごとにがんの原因分子を特定し、治療法を選ぶ「個別化医療時代」の到来です。

これを可能にしたのが、発がんに深く関わる約１００～３００種の遺伝子変異を、一気に短期間で、かつ比較的安価に行えるようにした「がん遺伝子パネル検査」の進歩です。

２０１９年秋からは、日本でも「ＮＣＣオンコパネルシステ

図表3　がん細胞の標的分子と分子治療薬

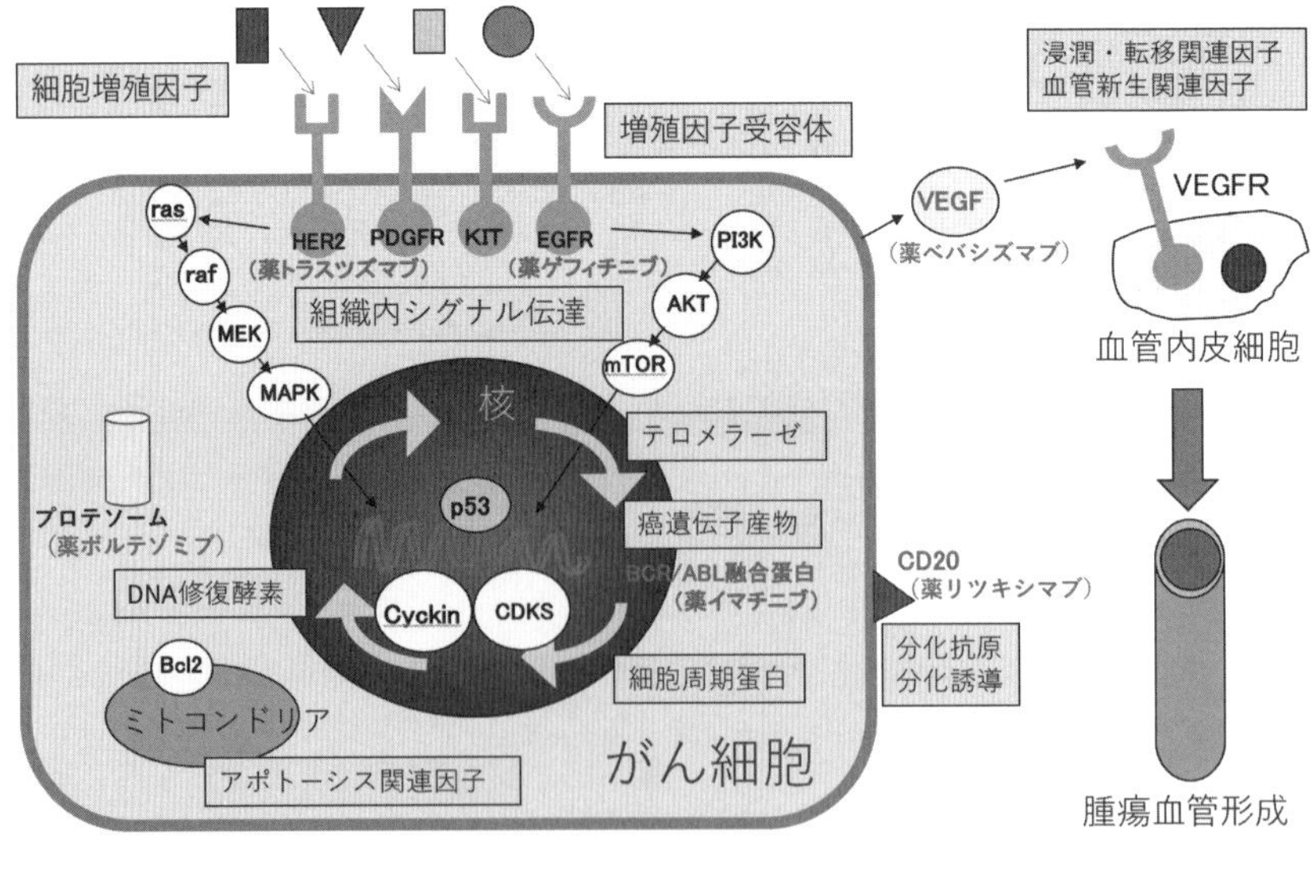

ム」と「FoundationOne CDxがんゲノムプロファイル」が保険適応となり、標準的な治療が望めない難治がんや希少がんの患者さんに対して、実施できるようになりました。

病院に保存された検体から、約1カ月半で結果が判明します。遺伝子やがん治療の専門家などが集まり話し合い、現在進行中の新薬治験が個々の患者さんに有望かどうか検討した後、患者さんに対する説明が行われます。これによってそれぞれの患者さんが、より適切な治験に参加できるようになったのです。

また、解析した患者さんの遺伝子情報は、本人に説明し同意を得たうえで、個人が特定できないように加工・管理し、公的ながんゲノム情報管理センター（C－CAT）に登録します。これらの情報を創薬開発に利用することで、新たな薬剤の開発スピードの加速が期待されています。

免疫チェックポイント阻害剤の誕生、期待と課題

がん患者は、免疫システムによってがんの増殖・進展を抑制しています。これを利用する治療法が、以前から研究されてきました。

たとえば、がん患者の末梢血液を採取し、試験管内で刺激物質を添加して免疫細胞を活性化させ、体内に戻すといった免疫療法があります。一定の有効性が示されましたが、科学的な強い確証は得られず、一部の有効例を除き、普及しませんでした。

しかし、先述の本庶氏らの研究により、がん細胞の表面にあるＰＤ―Ｌ１タンパクが、Ｔ細胞の表面にあるＰＤ―１タンパクと結合すると、Ｔ細胞は免疫機能を失い、がんに対して攻撃できなくなること（免疫チェックポイント分子の発見）が示されました。がん細胞はこうして、宿主の免疫システムから逃れ、がん細胞の増殖に好都合な環境を作り上げています。

この、がん細胞が持つ巧妙な免疫逃避機構に立ち向かうのが、ＰＤ―１分子と結合し、Ｔ細胞の攻撃力を高める「ニボルマブ」です。体内のがんに対する免疫の活性化を引き起こし、がんを縮小させたり、腫瘍を消失させたりすることが証明され、２０１４年に世界で初めて「免疫チェックポイント阻害剤」として誕生しました。

現在では、悪性黒色腫、頭頸部がん、非小細胞肺がん、腎がんなどで有効性が示されており、６種類の免疫チェックポイント阻害剤が日本で保険適応され、臨床現場で使用できるようになっています。

ただし、免疫チェックポイント阻害剤には副作用があります。

生体内の免疫が過剰に活性化されると、「自己免疫疾患」が発症することがあります。間質性肺炎、腸炎、皮膚炎、心筋炎、肝炎、糖尿病、腎障害、重症筋無力症、甲状腺機能低下症、血液細胞減少など、実に多くの病気が発症し、それも非常に進行が早く、重篤化する場合があります。

早期発見と早期治療（ステロイドなどの免疫抑制剤）が重要で、医療者だけでなく、患者さん自身も、日々の体調管理に十分気をつけなければいけません。

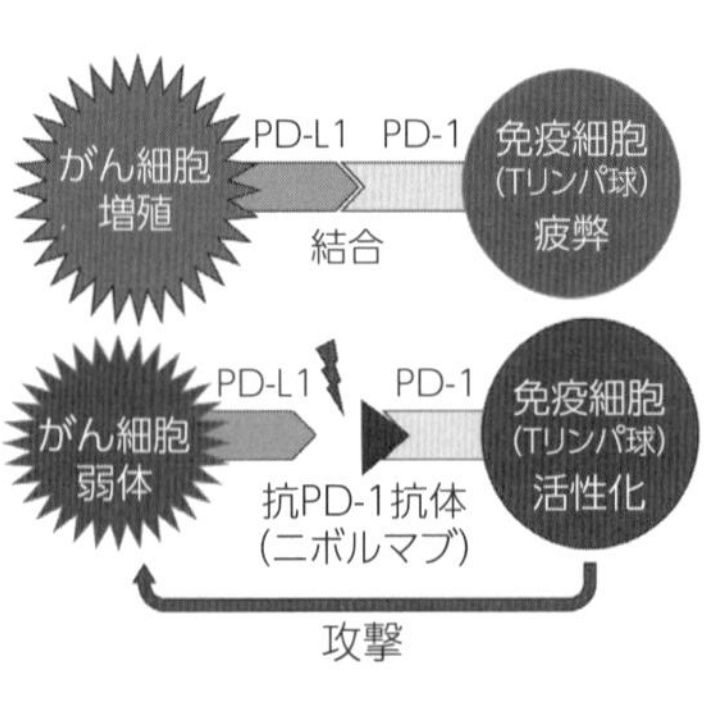

図表4
がんの免疫機構回避と免疫チェックポイント阻害剤の作用機序

注目されるCAR―T細胞療法

現在のがん薬物療法は、従来の抗がん剤（化学療法剤）、分子標的薬、免疫チェックポイント阻害剤、さらに乳がんや前立腺がんでは内分泌療法を組み合わせながら、がんの根治、あるいは、がんとの長期共存を目指す治療が行われています。

これらの薬物療法、外科療法、放射線療法に続いて、がん治療の第4の柱として現れたのが、「がんに対する免疫・細胞療法」です。中でも、「CAR―T療法」は、近年高い注目を集めています。

この治療法では、免疫を担うTリンパ球を患者さんから採取し、キメラ抗原受容体（CAR）という人工的な分子を体外で導入して、体内に戻します。CARは、Tリンパ球にがん細胞の表面にある目印（表面抗原）を見つけ、攻撃させます。このCARのついたTリンパ球が、患者さんの体内で増殖し、がん細胞を消滅させる、というわけです。まさに、「オーダーメイドされた新しい免疫療法」といえるものです。

図表5　がん細胞の標的分子と分子治療薬

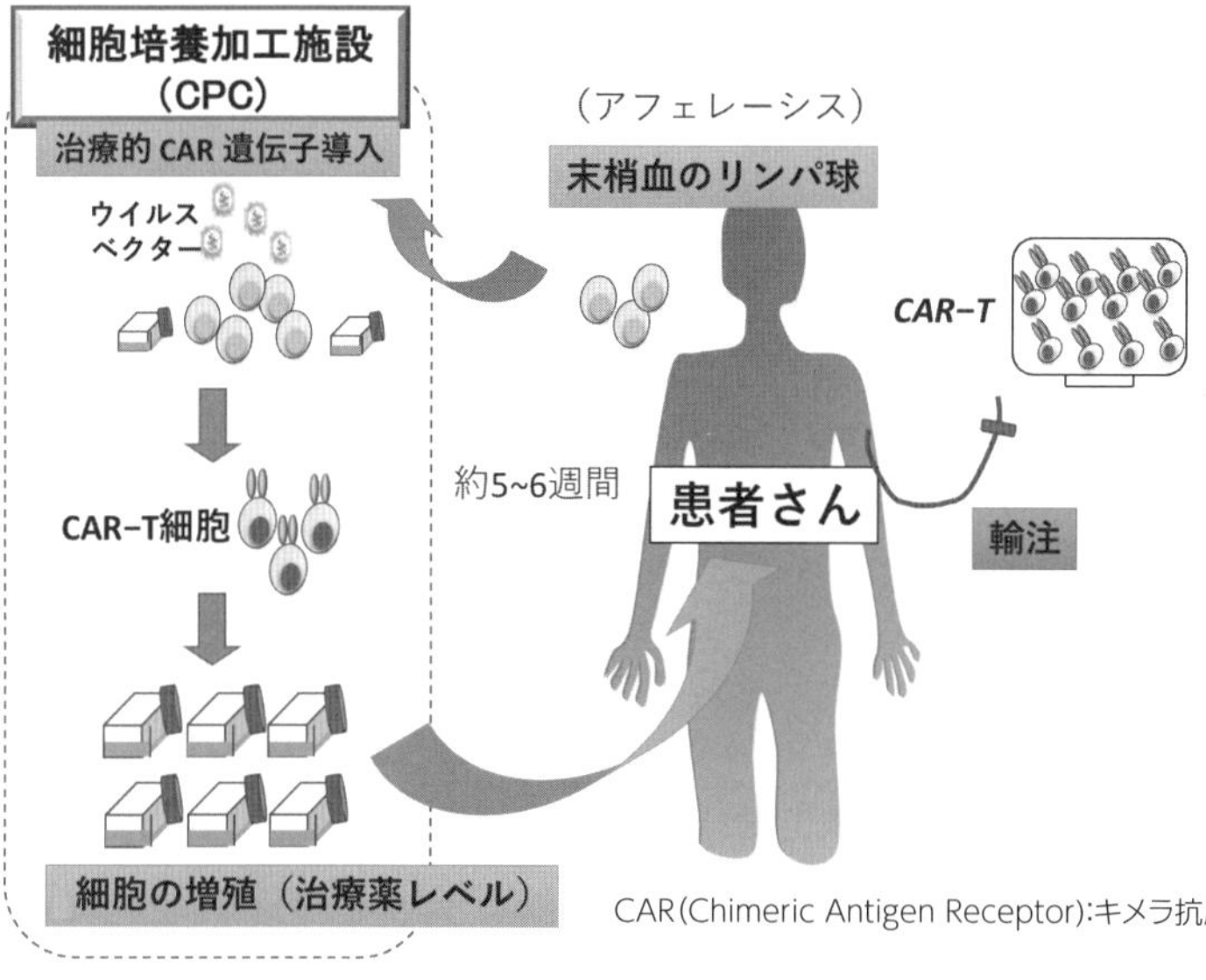

CAR(Chimeric Antigen Receptor):キメラ抗原受容体

ＣＡＲ－Ｔ細胞療法は、特に血液がんを中心に開発されています。白血病やリンパ腫のがん細胞の表面に現れる「ＣＤ19」という分子を標的とした「ＣＤ19－ＣＡＲ－Ｔ細胞療法」は、２０１９年３月に、「チサゲンレクルユーセル」という名称で、初めて保険承認されました。

現在行われているＣＡＲ－Ｔ療法の、大まかな流れを説明しましょう。

まず、患者さんの血液中から遠心分離して採取したリンパ球を、国内外にある細胞培養加工施設に持ち込み、Ｔ細胞を分離します。

ウイルスを応用した手法でＴ細胞の遺伝子を操作し、がん細胞の特定の抗原を認識して攻撃するように、改変します。改変したＴ細胞は、十分な量になるまで培養され、保管や輸送のため、いったん凍結保存して、投与施設へ返却されます。治療当日に解凍し、患者さんへ投与します。

リンパ球を採取し、投与するまで、約５～６週間。その間は通常の治療によって、病気をコントロールします。

ＣＡＲ－Ｔ細胞の投与後、「サイトカイン放出症候群」と「神経毒性」といった副作用が生じることがあります。

サイトカイン放出症候群は、ＣＡＲ－Ｔ細胞輸注後の数日以内に発症します。発熱・低血圧・呼吸困難などの症状が現れ、一部の患者さんには重症化もみられます。

神経毒性は、頻度はさほど高くないものの、症状としてせん妄（精神的な混乱状態）・頭痛・意識レベルの低下などが起こることがあります。

ＣＡＲ―Ｔ療法の有効性は、チサゲンレクルユーセルを例にとると、国際共同臨床試験で難治性の急性リンパ性白血病患者を対象に、80％ほどの効果がみられました。

一方、再発または難治性の成人びまん性大細胞型Ｂ細胞リンパ腫の患者では、50％ほどに効果がみられました。再発・難治性の患者さんに対する治療法は限られているため、いずれも画期的な成績といえます。

一方、時間とコスト（約３３４９万円）がかかるにもかかわらず、ＣＡＲ―Ｔ細胞が十分増えずに投与ができない場合があることが課題となっています。副作用への対応が十分にできるところとなると、医療施設も限られます。

ＣＡＲ―Ｔ療法は現在、ほかのがんに対しても研究開発が進められていますが、固形のがんは血液のがんと違い、適切な表面抗原が見つからないことや、腫瘍細胞の内部にＣＡＲ―Ｔ細胞が到達しづらいなどの問題があり、ハードルが高くなっています。

それを打破すべく、腫瘍の局所でサイトカインやケモカインなどの免疫細胞を刺激する物質を放出する「プライムＣＡＲ―Ｔ細胞」や、健康な人の血液細胞、あるいはｉＰＳ細胞から作成したＣＡＲ―Ｔ細胞など、新たな工夫を凝らした次世代のＣＡＲ―Ｔ細胞療法の開発が進められています。

最初のがん薬物治療が始まって、75年が経過しようとしています。がんが遺伝子の変異により発症する、という分子生物学的な解明とともに、分子からの新薬開発、そして、宿主の免疫力を利用した治療へと、可能性は大きく広がっています。

われわれも日々の診療の中、がん治療の一役を担いながら、血液腫瘍や難治がんの基礎研究と臨床への応用、臨床試験の促進を通して貢献していきたいと思います。

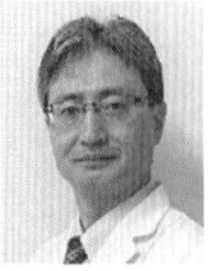

松尾 洋一　まつお よういち

04年名古屋市立大大学院医学研究科修了、20年より同大医学部教授。専門は、消化器外科（肝胆膵外科）、慢性膵炎、膵がん血管新生。日本癌治療学会最優秀演題賞、日本がん転移学会優秀演題賞などを受賞。

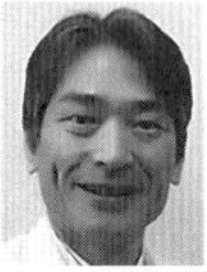

中西 良一　なかにし りょういち

85年産業医科大医学部卒業、15年より名古屋市立大医学部教授。専門は、呼吸器外科学、内視鏡外科学。手術手技研究会研究奨励賞、福岡県医学会奨励賞、日本胸部外科学会優秀論文賞などを受賞。

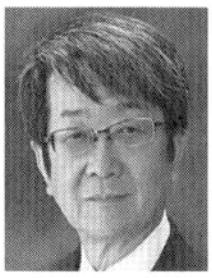

城 卓志　じょう たかし

78年名古屋市立大医学部卒業、06年同大医学部教授、病院長を経て、18年より同大特命学長補佐（関連病院アライアンス再編担当）、蒲郡市民病院最高経営責任者。専門は、消化器内科。第1回日本消化器病学会奨励賞を受賞。

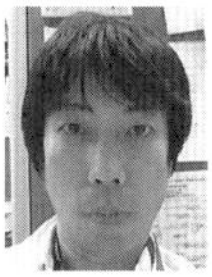

久保田 英嗣　くぼた えいじ

95年名古屋市立大医学部卒業、10年カナダカルガリー大リサーチフェローを経て、19年より名古屋市立大医学部准教授。専門は、消化器内科学。

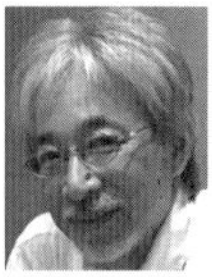

深野 英夫　ふかの ひでお

90年愛知学院大大学院歯学研究科博士口腔外科課程修了、10年同大歯学部准教授を経て、18年より名古屋市立大医学部教授。専門は、口腔がんの外科治療、口腔粘膜疾患。

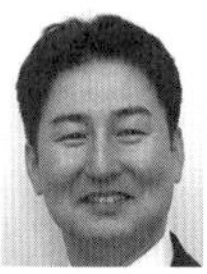

村上 英樹　むらかみ ひでき

93年金沢大医学部卒業、10年同大医学類准教授を経て、19年より名古屋市立大医学部教授。専門は、脊椎のがんに対する全摘術。日本医師会医学研究奨励賞を受賞。タイで初めて脊椎腫瘍全摘術を成功させ、タイ王国政府より感謝状を授与。The Best Doctors in Japan。

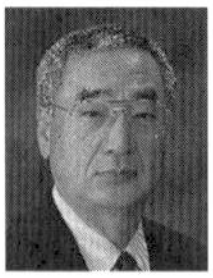

竹山 廣光　たけやま ひろみつ

77年名古屋市立大医学部卒業、09年同大医学部教授を経て、17年より三重北医療センター長。専門は、消化器外科。学友人道奉仕賞を受賞。

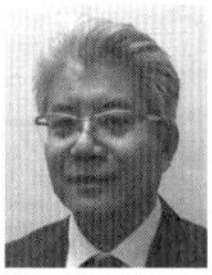

河合 憲康　かわい のりやす

91年名古屋市立大医学部卒業、10年同大医学部講師を経て、17年より准教授。専門は、泌尿器系腫瘍学、医用生体工学。ナノテクノロジーを利用したがん温熱治療を開発。

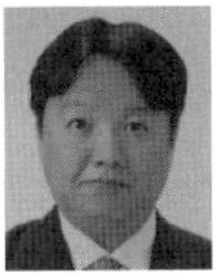

林 香月　はやし かづき

96年名古屋市立大医学部卒業、15年同大医学部講師を経て、19年より准教授。専門は、ステント治療、内視鏡的治療、超音波内視鏡。公益財団法人内視鏡医学研究振興財団受賞:膵がんにおける十二指腸狭窄に対するステント治療。

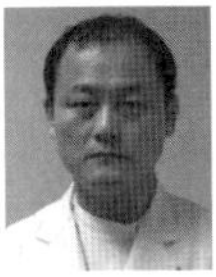

奥田 勝裕　おくだ かつひろ

10年名古屋市立大大学院医学研究科修了、09年米国Dana-Farber Cancer InstituteのResearch Residentを経て、18年より名古屋市立大医学部准教授。専門は、呼吸器外科、肺がん・縦隔腫瘍手術。著作に『呼吸器外科手術　縦隔・胸膜・胸壁』など。

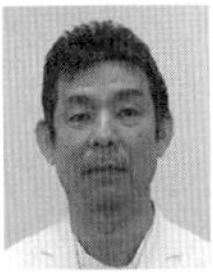

藤田 崇史　ふじた たかし

91年岡山大医学部卒業、16年自治医科大医学部准教授を経て、20年より名古屋市立大医学部講師。専門は、乳がんの診断。

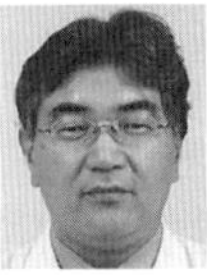

芝本 雄太　しばもと ゆうた

87年京都大大学院医学研究科博士課程修了、92年同大胸部疾患研究所助教授を経て、02年より名古屋市立大医学部教授、12～17年同大副病院長。専門は、放射線医学、放射線腫瘍学、放射線生物学。ハンス・ランゲンドルフ賞、国際癌治療増感研究協会菅原賞などを受賞。

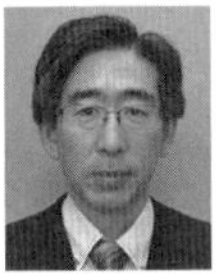

藤原 圭　ふじわら けい

07年名古屋市立大大学院医学研究科修了、05年米国NIHリサーチフェローを経て、19年より名古屋市立大医学部講師。専門は肝臓病学、ウイルス肝炎。日本肝臓学会冠AWARDを受賞。

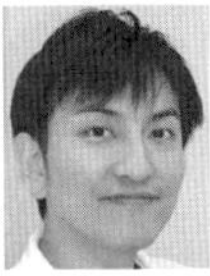

加藤 裕史　かとう ひろし

04年名古屋市立大医学部卒業。国内留学などを経て、12年蒲郡市民病院皮膚科科長、16年より名古屋市立大医学部講師、同大病院皮膚科副部長兼務。専門は、皮膚悪性腫瘍、皮膚外科、皮膚感染症。EADC Award, TSID/JSID Collegiality Awardなどを受賞。

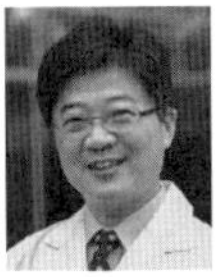

飯田 真介　いいだ しんすけ

87年名古屋市立大医学部卒業、14年より同大医学部教授、19年より同大病院がん診療・包括ケアセンター長兼務。専門は、血液・腫瘍内科学(白血病・リンパ腫・骨髄腫)。日本血液学会監事・理事、日本骨髄腫学会理事。

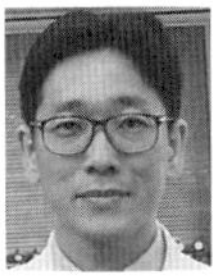

小松 弘和　こまつ ひろかず

88年名古屋市立大医学部卒業、19年より同大医学部教授。専門は、腫瘍内科学、血液学。名古屋市立大学医学研究奨励賞を受賞。

名古屋市立大学

NAGOYA CITY UNIVERSITY

公式HP ▶

1884年に開校した名古屋薬学校と1943年に開校した名古屋市立女子高等医学専門学校を源流とし、1950年に名古屋女子医科大学と名古屋薬科大学を統合して、医学部(旧制)と薬学部(新制)の2学部からなる公立大学として設立されました。

その後、地域社会の要請に応えて学術的貢献領域を拡充しつつ、経済学部、人文社会学部、芸術工学部、看護学部と、2018年春に開設された総合生命理学部の7学部7研究科を有する都市型総合大学に発展しています。地域に開かれ広く市民と連携・協働し、学部の壁を越え教職員が一体となって、優れた人材の育成、先端的研究の世界への発信、市民の健康福祉などの社会貢献に寄与しています。「知と創造の拠点」となるべく、それぞれの分野で、知性と教養に溢れ、創造力に富んだ次世代を担う有為な人材を輩出し続けています。

■学部学生…3,877名(男:1,755名、女:2,122名)　■大学院生…732名
■専任教員…525名(教授150名、准教授117名、講師103名、助教151名、助手4名)　※2020年度

桜山(川澄)キャンパス

【医学部・看護学部】
〒467-8601 名古屋市瑞穂区瑞穂町字川澄1

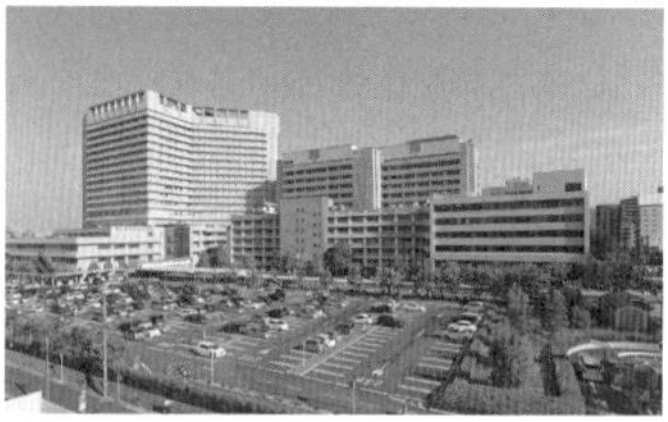

滝子(山の畑)キャンパス

【経済学部・人文社会学部・総合生命理学部】
〒467-8501 名古屋市瑞穂区瑞穂町字山の畑1

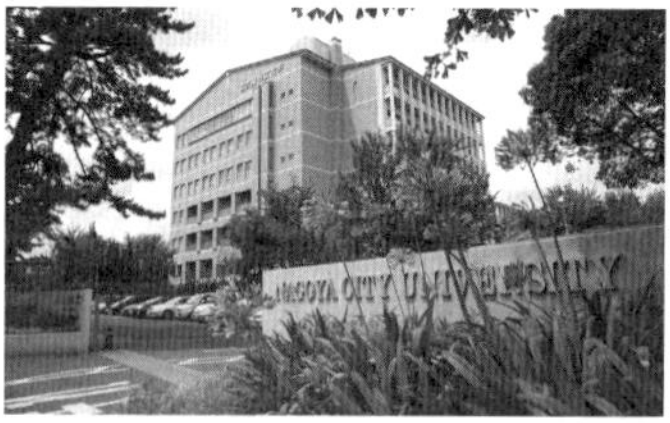

田辺通キャンパス

【薬学部】
〒467-8603 名古屋市瑞穂区田辺通3-1

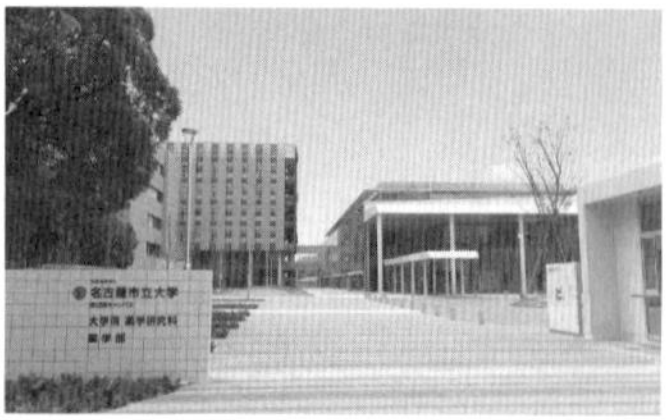

北千種キャンパス

【芸術工学部】
〒464-0083 名古屋市千種区北千種2-1-10

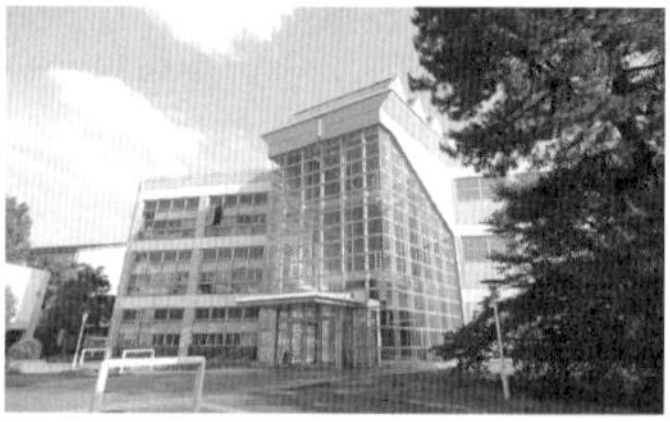

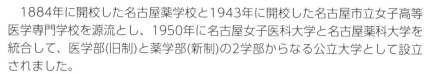

名古屋市立大学病院

NAGOYA CITY UNIVERSITY HOSPITAL

公式HP ▶

1931年に名古屋市民病院として、内科・外科・小児科・産科婦人科・眼科・耳鼻いんこう科・皮膚泌尿器科・理学診療科・歯科の９診療科で診療を開始して以来、名古屋女子医科大学附属医院などを経て、名古屋市立大学病院と改称。1966年に名古屋市瑞穂区瑞穂通から現在の場所に移転しました。

現在は35の診療科があり、2004年にできた17階建ての病棟・中央診療棟は臓器別、機能別のフロア構成となっていて、内科・外科・産科・小児科などの医師が共同でチーム医療を実践しています。2012年には東棟として喜谷記念がん治療センターもオープンし、地域がん診療連携拠点病院、がんゲノム医療連携病院、肝疾患診療連携拠点病院、総合周産期母子医療センターなどさまざまな施設認定を受けています。

大学病院として医学・医療の発展への貢献を目指すことはもちろん、地域の医療機関（病院）と連携し、地域医療連携を推進しています。

■病床数…800床(一般772床　精神28床)　■手術件数…10,104件/年
■外来患者数…465,124人/年　■入院患者数…247,787人/年

※2019年度

●診療科一覧

- ▶内科
- ▶消化器内科
- ▶肝臓内科
- ▶膵臓内科
- ▶呼吸器・アレルギー疾患内科
- ▶リウマチ科
- ▶循環器内科
- ▶内分泌・糖尿病内科
- ▶血液・腫瘍内科
- ▶脳神経内科
- ▶腎臓内科
- ▶外科
- ▶消化器外科
- ▶呼吸器外科
- ▶心臓血管外科
- ▶小児外科
- ▶乳腺外科
- ▶形成外科
- ▶整形外科
- ▶産婦人科
- ▶小児科
- ▶眼科
- ▶耳鼻いんこう科
- ▶皮膚科
- ▶泌尿器科
- ▶小児泌尿器科
- ▶精神科
- ▶放射線科
- ▶麻酔科
- ▶脳神経外科
- ▶歯科口腔外科
- ▶救急科
- ▶リハビリテーション科
- ▶病理診断科
- ▶臨床検査科

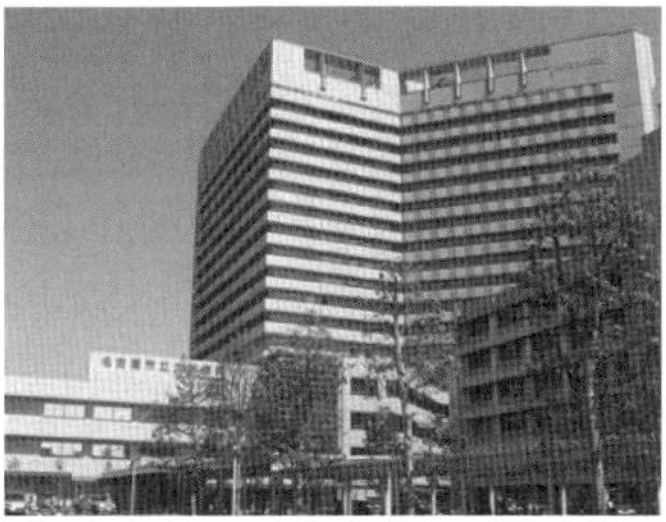

〒467-8602
名古屋市瑞穂区瑞穂町字川澄1

名市大ブックス③

がん治療のフロンティア

2020年12月10日　初版第1刷　発行

編　著　名古屋市立大学
発行者　勝見啓吾
発行所　中日新聞社
〒460-8511 名古屋市中区三の丸一丁目6番1号
電話 052-201-8811（大代表）
052-221-1714（出版部直通）
郵便振替 00890-0-10
ホームページ https://www.chunichi.co.jp/corporate/nbook/
印　刷　長苗印刷株式会社
デザイン　全並大輝

ISBN978-4-8062-0771-9　C0047

定価はカバーに表示してあります。乱丁・落丁本はお取り替えいたします。

名市大ブックス　既刊本

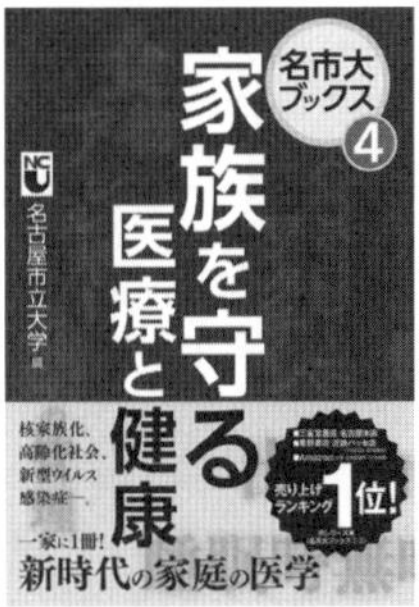

シリーズ第4弾
(本書と同時発売)

家族を守る 医療と健康

A5判　並製　160頁　定価1,000円+税
ISBN 978-4-8062-0772-6　C0047

収録記事

「新型コロナウイルス感染症とのつきあい方」
医学研究科臨床感染制御学 教授　中村 敦

「変化するワクチン」
薬学研究科臨床薬学 講師　坡下 真大

「新型コロナウイルス感染症の在宅医療・看護・介護への影響」
名古屋市病院局 局長　大原 弘隆

「お薬との上手なつきあい方」
医学研究科臨床薬剤学 教授　木村 和哲

「お薬の正しい使用で要介護状態をふせぎ災害に備える」
医学研究科地域医療教育学 特任准教授　川出 義浩

「食物アレルギーの今とこれから」
医学研究科新生児・小児医学 助教　野村 孝泰

「赤ちゃんの出生前診断」
医学研究科産科婦人科学 病院教授　鈴森 伸宏

「わが子のおちんちんに悩んだら」
医学研究科小児泌尿器科学 教授　林 祐太郎

「大人にもある、発達障がい」
医学研究科精神・認知・行動医学 講師　山田 敦朗

「慢性痛」
医学研究科麻酔科学・集中治療医学 講師　徐 民恵

「睡眠時無呼吸と循環器病のお話」
名古屋市立東部医療センター循環器内科 特別診療科部長　山下 純世

「高齢者の目の病気:加齢黄斑変性」
医学研究科視覚科学 准教授　安川 力

「歩行障害や認知症が手術で治る!?」
医学研究科脳神経外科学 教授　間瀬 光人

「最先端の泌尿器ロボット手術」
蒲郡市民病院泌尿器科 特別診療科部長　中根 明宏

名市大ブックス　既刊本

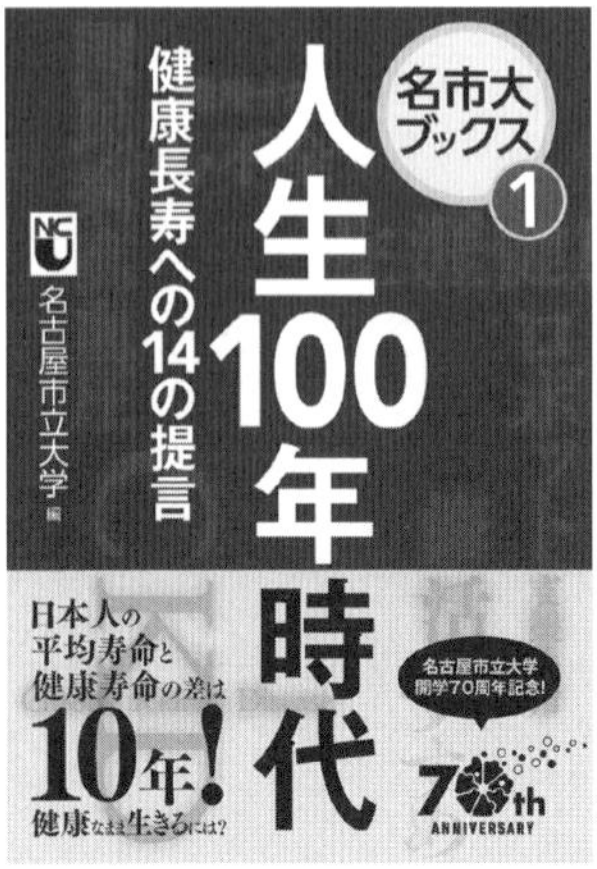

第1巻　人生100年時代　健康長寿への14の提言

A5判　並製　160頁　定価1,000円+税

ISBN978-4-8062-0769-6　C0047

平均寿命と健康寿命の差は10年—。介護状態などを避け、生涯健やかに生きるためのヒントを14人の医療人が紹介します。

紹介する内容

心不全/高血圧/慢性腎臓病CKD/脳梗塞/頭痛/認知症の予防/緑内障/めまい・ふらつき/筋トレ/排尿の悩み/口腔内の腫瘍/ロボット支援手術/人生会議(ACP) ほか

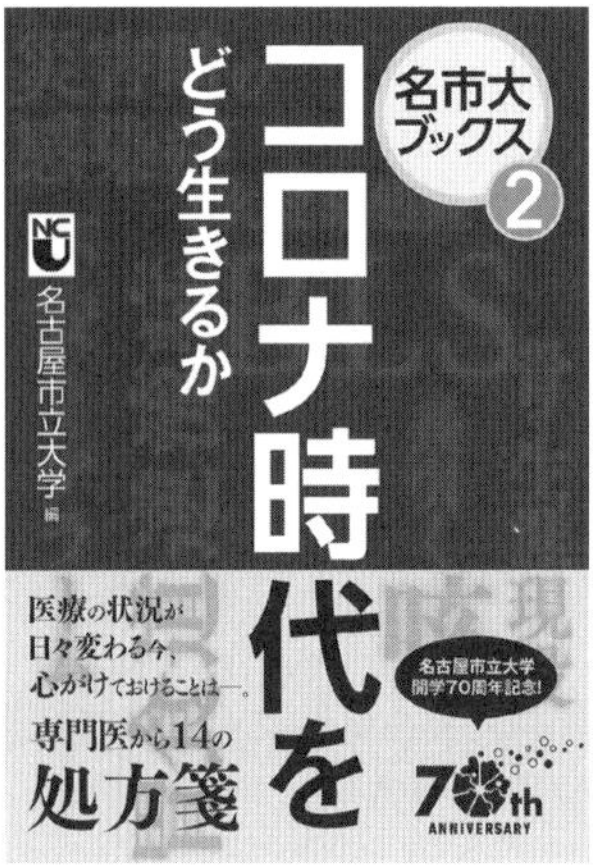

第2巻　コロナ時代をどう生きるか

A5判　並製　160頁　定価1,000円+税

ISBN978-4-8062-0770-2　C0047

新型コロナウイルス感染症で、医療の状況が刻々と変わる今、心がけておけることは何か—。最前線の感染症チームの報告をはじめ、知っておきたい体と心のケアについて紹介します。

紹介する内容

救急・災害医療/1次救命処置/不安とのつきあい方/咳ぜんそく/タバコによる健康被害/胃食道逆流症/口腔ケア/生殖医療/肥満症/尿路結石/骨の健康/体を守る食育 ほか